看護研究における
文献の調べ方・活かし方

貝谷敏子・平 紀子 編著

日本看護協会出版会

執筆者一覧

編集

貝谷敏子　札幌市立大学看護学部老年看護学領域
（**1章** 1, 2 / **5章** 1）

平 紀子　札幌市立大学非常勤講師
（**3章** 1, 2, 3, 4, 5, 6）

執筆（掲載順）

貝谷敏子　前掲

飯坂真司　淑徳大学看護栄養学部栄養学科
（**2章** 1, 2, 3）

平 紀子　前掲

阿部信一　東京慈恵会医科大学学術情報センター
（**3章** 7, 11, 13, 15, 16）

佐藤晋巨　聖路加国際大学学術情報部
（**3章** 8, 9, 10, 12, 14）

大江真琴　金沢大学医薬保健研究域保健学系
國光真生　金沢大学医薬保健研究域保健学系
（**4章** 1, 2, 3）

西川めぐみ　札幌市立大学看護学部老年看護学領域
（**5章** 2）

はじめに

　研究では、根拠に基づいた信頼性の高い文献情報を網羅的に収集することが重要です。本書は、看護研究を行うための文献情報の探索方法について、主な冊子体の二次資料やインターネット上の情報源をはじめ、国内外の文献データベースによる検索、および文献の入手方法などが幅広くまとめられています。文献データベースに関する項目では、その特徴や研究デザインでの絞り込み機能について検索事例の動画を交えながら具体的に解説しています。また、皆さんの多くが苦手意識をもたれている検索用キーワードの選択方法では、日常的な言葉をシソーラス用語へ置き換えて精度の高い検索を行う方法を示しています。研究過程と文献情報の関わりが体系的に整理されていることから、情報リテラシーの活用に関する実践的な解説書となっています。

　加えて、漠然とした臨床上の疑問（クリニカルクエスチョン、CQ）を研究疑問（リサーチクエスチョン、RQ）として明確化するプロセスと、量的研究を検証するために必要な概念枠組み作成のためのプロセスを具体的な研究例を用いて解説しています。看護研究において重要な鍵となる RQ が網羅的なレビューによって明確になることで、より新規性のある魅力的な研究に取り組むことが可能となります。

　これらのプロセスは初学者が苦手とする分野でありますが、この分野に焦点を絞って解説された専門書は多くはありません。そのため、本書は、看護研究を始める初学者や情報専門職（図書館職員）の方を対象にして、このプロセスに焦点を当てています。医療情報リテラシー利用のための知識と技術を詳細に解説している点が、本書の特徴の 1 つといえます。

　本書により必要な情報リテラシーの利用が身近になり、研究におけるエビデンスの積み重ねが可能となることを願っています。情報へアクセスするハードルが低くなり、看護研究の面白さや魅力を感じられ、研究がより身近なものとなるでしょう。

2025 年 4 月

貝谷敏子、平 紀子

目次

はじめに ……………………………………………………………………… iii

1章 看護研究の概要

1 看護研究と看護の現象 …………………………………………………002
2 看護研究の意義と倫理 …………………………………………………006

2章 クリニカルクエスチョンを吟味する

1 看護実践の場におけるクリニカルクエスチョンとは ………………014
2 クリニカルクエスチョンの型と研究デザイン ………………………019
3 クリニカルクエスチョンを吟味するプロセス ………………………030

3章 クリニカルクエスチョンをリサーチクエスチョンに つなげるための文献探索

1 看護研究における情報源 ………………………………………………038
2 さまざまな情報源 ………………………………………………………045
    COLUMN | PubMed Central（PMC）…………………………………053
3 Webサイトの信頼性と情報リテラシー ………………………………054
4 文献の入手方法 …………………………………………………………057
    COLUMN | Medical Subject Heading（MeSH）…………………………060
5 論文の投稿 ………………………………………………………………061
    COLUMN | AIを活用して論文を見つける …………………………………064
6 オープンアクセス ………………………………………………………065
7 図書館の活用 ……………………………………………………………069
8 文献検索のための基礎知識 ①検索用キーワードの設定 ……………071
    COLUMN | 系統的文献レビューを参考に英語のキーワードを探す（MeSH）………080
9 文献検索のための基礎知識 ②シソーラス用語 ………………………081

10	文献データベースの使い方 ①医中誌 Web	092
11	文献データベースの使い方 ② PubMed	101
12	文献データベースの使い方 ③ CINAHL	110
13	文献データベースの使い方 ④ Cochrane Library	117
14	文献データベースの使い方 ⑤ CiNii Research	123
15	文献データベースの使い方 ⑥ Google Scholar	128
16	文献管理ソフトの使い方	131

4章 リサーチクエスチョンを決定する

1	エビデンスの整理：スコーピングレビュー	142
2	エビデンスのまとめ方	145
3	リサーチクエスチョンの構成要素の明確化	155

5章 概念枠組みを決定するための文献レビュー

| 1 | 概念枠組みとその構成要素 | 158 |
| 2 | 概念枠組みの作成例 | 168 |

索引 178

1章

看護研究の概要

1

看護研究と看護の現象

1. 看護研究とは

　研究とは、特定の疑問に対する答えを導き出したり、問題を解決したりするために、科学的方法を用いて行う系統的な探究のことです[1]。英語の"research"は、特に新しい情報を発見することや、新しい理解に達するために、対象を詳しく study するという意味があります。研究は、問題解決を目的として「問い」に答えるために情報収集をする行為であり、その方法は科学的であるといえます。これらの研究の意義は、新しい知見を得ることであり、得られた知見の結果は信頼性が高いことが望まれます。

　では、看護研究とはどのようなものでしょうか。日本看護科学学会によると、看護研究は、「看護活動や看護教育、看護管理など、看護の現象に関する疑問に応えたり、問題を解決したり、あるいは看護現象の説明や検証のために、組織的・科学的な方法を用いて行う系統的な探究である」と定義されています[1]。看護研究は、その研究の範囲が「看護の現象」であることが大きな特徴だといえます。

2. 看護の現象とは

　現象とは、観察や経験によって認識される事象や出来事、プロセスを指します。この言葉は、物理的な事象から心理的な出来事まで、さまざまな内容を包含します。一般的に現象には、自然現象、社会現象、心理現象、物理現象などが挙げられます。これらの現象の具体的な例を示します（**表1**）。これらの現象を理解することは、科学や哲学、心理学、社会学など多くの分野において重要です。現象を観察し、その背後にあるメカニズムや法則を明らかにすることが、新しい知識の発見や問題解決につながっています。

表1　一般的な「現象」の具体例

現象	具体例
自然現象	自然界で自発的に起こる多様な出来事やプロセス。たとえば雨、地震、竜巻、日食など。
社会現象	社会全体や特定の集団において観察される出来事や行動、傾向。たとえば流行、経済危機、高齢化社会など。
心理現象	人間の心や精神にかかわる出来事やプロセス。たとえば感情、記憶、態度など。
物理現象	物理学の法則や原理に従って自然界で発生するさまざまな出来事やプロセス。たとえば重力、電磁現象、熱現象など。

　次に、看護研究で扱う「看護の現象」について考えてみます。看護の現象とは、看護実践や看護学の中で観察される事象や出来事、プロセスを指します。これらの現象は、患者や看護師、家族や多職種間、さらに環境との相互作用の中で発生し、看護ケアの質や効果に直接影響を及ぼします。そのため、この看護の現象をどのように説明できるかについては、看護学の知識を体系化するにあたり重要な課題であり、看護研究で明らかにしたい問いになります。

　フォーセット Fawcett は、看護学が関心を持つ「現象」を明らかにするうえでの中心的な概念として「人間」「環境」「健康」「看護」を挙げています[2]。一方、野嶋は「人間」「環境」「健康」「生活」の4つの概念を看護の主要概念として挙げています[3]。これらの主要概念を参考にすると、看護研究では「人間」を対象として「環境」との相互作用で変化する「健康」と、人が生きるために必要な「生活」援助との関連を扱っていると考えられます。

　日本看護科学学会は、看護を以下のように定義しています[1]。

> 看護とは、個人、家族、集団、地域を対象として、その人々が本来もつ自然治癒力（健全さ、力）を発揮しやすいように環境を整え、健康の保持・増進、健康の回復、苦痛の緩和を図り、生涯を通してその人らしく生を全うすることができることを目的として、専門的知識・技術を用いて身体的・精神的・社会的に支援する働きである。

　前述した看護の主要概念と看護の定義から看護研究で扱う「看護の現象」について、表2のように考え、現象の具体例を示しました。これらの現象例が看護研究の対象であると考えることができます。ここでは一部の例を挙げていますが、看護研究の範囲となる看護の現象は多様であり、さまざまな角度から対象となる人を看る必要があります。

表2　看護学で扱う現象の具体例

看護学の主要概念	具体例
人間・健康	【人の健康とその意味】 生理学的・病理学的な状態とそのプロセス、身体的および精神的な快や不快、苦痛、健康と病気、生と死に関連する感情 例：呼吸、循環などのバイタルサイン、生理学的ニーズ、治癒力、健康の維持や増進、健康と病気の意味、死の受容など
環境・生活	【環境や生活との相互作用】 生活環境やケア環境とその調整に関すること 例：家族や社会との関係や役割行動、関係の調整やプロセス、多職種の連携など
看護	【専門的知識や教育、支援】 看護職者や経済を対象とするもの 例：意思決定支援、社会政策と評価など

3. 看護の現象を説明する方法

　看護の現象を説明するためには、質的研究と量的研究が用いられます（2章2参照）。質的研究は、患者、家族、看護師等の経験や感情に焦点を当て、その行動や状況、文化的な背景を理解する方法です。そのため、具体的な事例の観察やインタビューなどから得られる情報を質的データとして用います。質的研究は、個別事例の詳細な記述から一般的な原理や法則を導き出し、理論や仮説を構築する帰納的推論の手法をとります。

　一方、量的研究は、一般的な原理や法則から具体的な結論を導き出す演繹的推論の手法をとります。演繹的推論では、特定の事例に対して適用できる一般的な理論や先行研究の文献レビューから導き出した仮説を基に、概念枠組みを組み立てます（5章参照）。そして、この枠組みを基に量的データを収集し、結果や事実を予測する方法です。量的研究では測定したデータ値を統計的手法などで分析し、看護の現象に関する一般的な傾向を明らかにします。

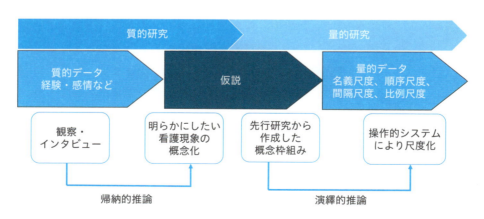

図1　看護現象の説明

質的研究や量的研究、またはこの両者を組み合わせる混合研究で、複雑な看護の現象を説明することが可能になります（図1）。

引用文献
1）日本看護科学学会 看護学学術用語検討委員会：JANSpedia-看護学を構成する重要な用語集-,〈https://scientific-nursing-terminology.org/terms/nursing-research/〉
2）フォーセット著, 太田喜久子・筒井真優美監訳：フォーセット 看護理論の分析と評価 新訂版, 医学書院, 2008, p.2.
3）野嶋佐由美編：看護学の概念と理論, 日本看護協会出版会, 2021, p.24.

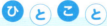

研究テーマの悩み

　現在、看護学研究科の研究指導教員として5名の大学院生の指導をしています。大学院の学生さんを指導していて感じることは、リサーチクエスチョン（RQ）を絞り込むまでの作業で多くの学生さんたちが悩み、ストレスを感じているということです。しかし、いったんRQが決定すると、研究のスピードは急速に上がっていきますので安心してください。

　これから大学院へ進学したいと考えている皆さんは、臨床で感じている疑問を大切にして、日ごろから気になったことはぜひメモに残しておいてください。そこから研究のシーズ（種）につながるかもしれません。　（貝谷敏子）

2

看護研究の意義と倫理

1. 看護研究の意義

　看護研究は、看護の実践、教育、政策的側面において重要な役割を果たします。研究の成果により、看護の質と専門性が向上し、最終的には患者の健康や社会に貢献することができます。ここでは①看護実践の改善、②看護教育の充実、③医療政策への貢献の3つの視点から看護研究の意義を説明します。

1 ┃ 看護実践の改善

　エビデンス（根拠）に基づく実践（evidence-based practice；EBP）のためには、研究成果に基づいたケアを提供することを目指します。看護研究は、このEBPを推進するための基盤となります。研究によって看護師が実践している内容を科学的に検証し、最新の知見を日常の看護実践に反映させることが可能になります。このことで、看護師はより効果的で安全なケアを患者へ提供することができます。たとえば、新しい看護技術やケア方法を研究し、その有効性を評価することで技術の改善に貢献できます。

　また、研究によって得られた知見やデータは、ケアの質を向上させるために役立ちます。たとえば、ある特定の疾患や症状に対する最適なケア技術や、患者の満足度を高めるための支援方法を明らかにできます。

2 ┃ 看護教育の充実

　看護研究の成果は、看護教育のカリキュラムにも反映され、学生や現職の看護師が最新の知識と技術を学び、実践に応用できるようになります。これにより、看護師の専門性と質の向上が図られます。そして、これらの看護研究の遂行は、看護が専門職としての地位を確立するための重要な要素の1つでもあります。研究活動を通じて、看護師は高度な知識と技術をもつ専門職として認識され、医療チーム内での役割を発揮することに役立ちます。

さらに、研究活動は、看護師のキャリア開発にも大きな影響を与えます。研究に従事することで、看護師は専門知識を深め、より専門性の高い認定看護師や専門看護師への挑戦など、新たなキャリアパスへの機会につながります。

3 | 医療政策への貢献

看護研究は、医療政策の立案や改善にも寄与します。医療費の増加は国家全体の課題であり、限られた医療費の中で費用を適切に配分する効率性が求められています。より費用対効果の高い看護技術の開発と評価の研究によって、医療制度の改善や健康政策の策定に活用することができます。

2. 研究者の責務

エビデンスに基づく医療（evidence-based medicine；EBM）の実施と普及の過程には、①根拠の作成（エビデンスを作る）、②根拠の収集・評価・提供（エビデンスを伝える）、③根拠に基づく医療（エビデンスを使う）、の3つが重要であるといわれています[1]。EBPにおいてもこの3つの過程は重要であり、EBPの普及は研究者の責務です。この役割において看護師が果たすべき具体的な3つのポイントについて説明します。

1 | エビデンスを作る

自身で研究を行い、新たなエビデンスを創出することは看護師の重要な役割の1つです。臨床の場でデータを収集し、分析してエビデンスを構築します。看護師がこのエビデンスをつくる過程に貢献することは、ケアの質を高め、患者のアウトカムを改善するために不可欠です。これにより、看護の実践がより科学的になり、患者やその家族に対しても安全と安心を提供することができます。

2 | エビデンスを伝える

看護師は最新の研究結果やガイドラインを定期的に確認し、最新情報としてエビデンスを収集する責任があります。さらに、収集した情報をクリティークし、その信頼性や妥当性を評価します。クリティークの視点としては、研究のデザイン、方法、結果の解釈などが含まれます。

さらに、他の看護師や医療従事者を対象に、エビデンスに基づく研修やワークショップを企画・実施し、エビデンスを普及させることも重要です。研究や実践の成果は、論文や報告書を執筆し、学会や専門誌に公表することで広

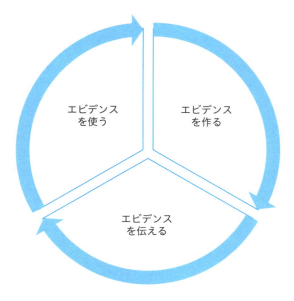

図2 エビデンスの実施・普及の過程

くエビデンスを普及させることができます。

3 | エビデンスを使う

エビデンスを作る、伝える過程で得た情報をもとに臨床でEBPを実践します。実践していると新たな疑問や問いが生まれる可能性があります。その際にはエビデンスをつくる過程に戻り、これらの3つの過程を回しながら、よりよいケアへ改善していく継続性が重要です（図2）。

3. 看護研究における倫理

看護の研究は人と環境を対象とするため、対象への倫理的配慮が不可欠です。研究者が順守すべき倫理的配慮は、対象者の権利を保護することです。また、同時に、研究者としての行動規範を守ることが求められます。これら倫理的配慮は、研究への信頼性と質を確保するために重要です。ここでは看護研究における倫理と不正行為について説明します。

1 | 看護研究における倫理

倫理の原則は、研究を実施する際の判断基準となり、研究者が順守すべきポイントです。看護研究を行う場合には、「看護研究のための倫理指針」[2]や「人を対象とする生命科学・医学系研究に関する倫理指針」[3]に基づいて倫理

表3 6つの倫理原則と研究対象者の権利

善行	研究対象者や社会に対して善いことを行う ▷利益を得る権利 例：研究で開発した痛みの少ないケアを受けられる
無害	研究対象者や社会に対して害を与えない ▷不利益を受けない権利 例：ボリュームの多いアンケートへの回答 　　既存の尺度の無断利用（著作権の侵害） 　　既に結果の出ている類似した研究　　など
忠誠	研究対象者と研究者の間に信頼を築く
正義	研究対象者が不当な扱いを受けず、人として当たり前な公平な扱いを受ける ▷正当な扱いを受ける権利 ▷自己決定の権利 例：研究への参加について自身で決める自律性の尊重 　　インフォームド・コンセントの徹底 　　研究辞退の保障
真実	研究対象者に正直であり、予測するリスクや利益を隠さずに話す ▷情報を得る権利 例：研究に参加するかどうかを決めるために必要な情報を得る
守秘	研究で得られる個人情報を保護し研究対象者の秘密を守る ▷プライバシーの権利 例：研究で知り得た個人情報の取り扱いについての説明と同意 ▷匿名の権利 例：対象者が自分を特定されない配慮

的配慮に留意した研究を実施します。「看護研究のための倫理指針」には、善行、無害、忠誠、正義、真実、守秘の6つの倫理原則をもとに研究対象者の権利を擁護するうえでのポイントが示されています。表3に倫理原則と研究対象者の権利について示します。

倫理の原則と研究対象者の権利が成り立つためには、研究への参加を検討する人が十分な知的能力を有していることが前提になります[1]。未成年者や認知機能が低下している高齢者が対象の場合には、本人の承諾に加えて代理人からの同意を得るなど十分な配慮が必要です。

研究開始前は、倫理審査委員会の審査を受けることが求められます。審査を受けることで、研究が倫理的に適正であるかが評価され、研究対象者と研究者を保護することにつながります。

2 | 看護研究における不正行為

文部科学省の「研究活動における不正行為への対応等に関するガイドライン」[4]では、結果の捏造、改ざん、盗用、さらに二重投稿や不適切なオーサーシップが研究活動における不正行為に該当するとしています。

❶捏造

捏造とは、存在しないデータや研究結果を意図的に作成することです。研究者の捏造による不正行為の事例は、過去の報道から容易に探すことができ

ます。いくつかの事例の内容を確認すると、研究者が説明責任を果たさないことは、「証拠隠滅又は立証妨害」であると報告されているケースがあります。捏造の不正はあってはならない行為ですが、自分の身を守るうえでも生データの記録、データ分析や実験のプロセス記した研究ノートを作成し、研究の過程やデータの透明性を高める管理が必要です。

❷改ざん

改ざんとは、実験結果を意図的に変更し、期待する結果に近づけることです。期待する結果を導くために都合のよいデータだけを残して、都合の悪いデータを故意に削除することも改ざんになります。データの操作に関しては、外部から証明することは難しくなるため、研究者自身が自らの行動を律する態度が必要です。そのために、研究倫理や行動規範に関するトレーニングを定期的に実施し、意識の向上を図ることが大切です。

❸盗用

盗用とは、他人の研究成果やアイデア、データ、文章などを不適切に使用し、故意に自分のものであるかのように発表する行為です。具体的には、論文や書籍からの出典を明示しない引用や妥当な範囲を超える量の引用が該当します。公表された著作物を「引用して」利用することは、以下の著作権法第32条第1項により認められています[5]。

> 公表された著作物は、引用して利用することができる。この場合において、その引用は、公正な慣行に合致するものであり、かつ、報道、批評、研究その他の引用の目的上正当な範囲内で行なわれるものでなければならない。

書籍から引用する場合には、「公正な慣行」、「正当な範囲内」で以下の4点に留意するべきであるといえます。

- ○公表された著作物から引用する。
- ○出典を明示する。
- ○引用部分は本文と明確に区別する。
- ○必要最小限の範囲で引用する。

ほかの研究者が作成した測定尺度や質問紙を利用する場合には、著作権の関係から事前に許諾を得る必要があります。場合によっては使用料が発生することがありますので、研究開始前に準備することが必要です。

❹二重投稿

二重投稿とは、同じ研究成果を複数の学術誌に同時期または短期間に公表する行為のことです。不正防止のために学術誌側では、二重投稿検出ツール

を導入して照合を行うなどの対策を講じています。また、投稿の際に著者全員から二重投稿を行っていないことを誓約する書類を提出させている雑誌もあります。重要なことは、二重投稿は学術的不正行為であることを研究者自身が認識することです。過去の論文テーマに関連した論文を投稿する際に研究者が判断に迷う場合は、すでに公表済みの論文を添付するなどして雑誌編集者側の判断を仰ぐことが必要です。

出版規範委員会（COPE）の Web サイト[6]では、過去の事例や対応方法について情報共有ができるようになっています。

❺不適切なオーサーシップ

不適切なオーサーシップとは、学術論文や研究成果において、著者としての適切な資格や貢献がない研究者を著者に含める、あるいは逆に十分な貢献がある研究者を著者から除外する行為のことです。医学分野で広く採用されている国際医学雑誌編集者会議（ICMJE）のガイドライン[7]では、以下の４つの基準をすべて満たす者がオーサーシップの基準著者として認められています。

- 研究の構想やデザイン、データの収集、分析、解釈に貢献した。
- 論文の草稿を作成、あるいはそれに対して重要な修正を行なった。
- 最終版の論文を確認し、承認している。
- 研究の全体に責任を負い、論文の正確性と整合性に関して関与して同意している。

3 │ 利益相反

論文公表時に利益相反（conflict of interest；COI）を提示することは、研究結果の透明性と信頼性を確保するために重要です。具体的には、研究者は自身の利益相反を明らかにし、研究の客観性が損なわれないように配慮します。利益相反の提示は、読者が研究結果の解釈をするにあたり、影響するバイアスを考慮するための重要な情報になります。

4. 研究プロセスの全体像

研究全体のプロセスと、プロセスごとに本書で活用いただきたい章を**表4**に示します。研究のプロセスにおいて文献レビューは欠かせません。本書は、看護研究法の中でも特に文献の調べ方や活かし方を中心に紹介した参考書です。そのため、すべての研究のプロセスが本書で網羅できるものではありませんが、文献の調べ方や活かし方がしっかり学べる内容になっています。ほかの参考書とともに活用いただくことで、有意義な研究の支援になると考えます。

表4　研究プロセスと本書で活用いただきたい章

研究のプロセス	文献レビューのポイント	本書
クリニカルクエスチョン（CQ）を決める	そのCQに着目する意義 着眼点の重要性	2・3章
リサーチクエスチョン（RQ）を絞り込む	CQの答えはあるのか 未解明点と解明点 残されている課題に着目	2・3・4章
研究目的の決定	RQを精錬する 構造化する	
研究デザインの検討 研究計画書の作成 研究の実施　データ収集と分析	仮説・概念枠組みの作成	3・5章
結果の解釈	先行研究に基づく結果の検討	2・3・4・5章
結果の公表・執筆		

引用文献

1) 中山健夫：EBMを用いた診療ガイドライン作成・活用ガイド，金原出版，2004. p.11.
2) 国際看護師協会著，公益社団法人日本看護協会訳：看護研究のための倫理指針，2003.〈https://www.nurse.or.jp/nursing/international/icn/document/pdf/guiding.pdf〉
3) 厚生労働省：研究に関する指針について．〈https://www.mhlw.go.jp/stf/seisakunitsuite/bunya/hokabunya/kenkyujigyou/i-kenkyu/index.html〉
4) 文部科学省：研究活動における不正行為への対応等に関するガイドライン 改訂版，2014.〈https://www.mext.go.jp/b_menu/houdou/26/08/__icsFiles/afieldfile/2014/08/26/1351568_02_1.pdf〉
5) e-Gov法令検索：著作権法第三十二条．〈https://laws.e-gov.go.jp/law/345AC0000000048#Mp-Ch_2-Se_3-Ss_5-At_32〉
6) Committee on Publication Ethics.：〈https://publicationethics.org/〉
7) International Committee of Medical Journal Editors.：〈Recommendations for the Conduct, Reporting, Editing, and Publication of Scholarly Work in Medical Journals. https://www.icmje.org/recommendations/〉

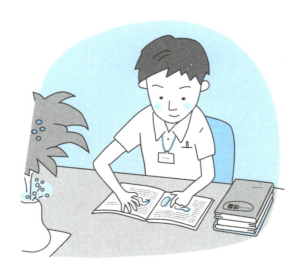

2章

クリニカルクエスチョンを吟味する

1

看護実践の場における
クリニカルクエスチョンとは

看護研究の最初のステップは、「クリニカルクエスチョン（臨床疑問、clinical question；CQ）」を見つける・発想することです（図1）。CQとは、「この病気はなぜ起きたのだろうか」「このケアはこの病気の患者に対して有用なのだろうか」などの漠然とした疑問の段階であり、研究の種になります。CQを吟味して、「リサーチクエスチョン（研究の疑問、research question；RQ）」にしていくことが研究計画の最初のプロセスです。なお、ここでいう臨床（clinical）とは、医療機関という狭義の意味ではなく、在宅や公衆衛生・予防も含む「看護職の現場での疑問」と広く捉えてください。

1. どのようにクリニカルクエスチョンを発想すればよいか

いざ研究を始めようとしても、「いったい何を研究したらよいのだろう」と躊躇してしまうことがあるかもしれません。研究につながるCQを発想するきっかけには、①自身の興味と経験、②職場の状況、③文献検索、④学会への参加などがあります。

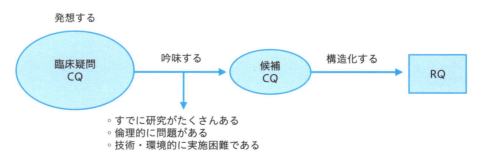

図1　臨床疑問の発想と吟味

1│自身の興味と経験

　看護研究で最も大切なのは自身の興味と経験です。特に臨床の看護師の場合には、日々蓄積される事例はCQの宝庫です。ところが、決められたパスに従い漫然と機械的に対象者にケアを提供していると、研究の疑問は思い浮かびません。CQを見つけることは「探求心」ともいえます。日々のケア場面において、探求心を持って対象者のケアにあたることは、質の高い研究計画につながるのみでなく、自身の臨床の実践力の向上にもつながります。

　一方、目の前の1事例のみにとらわれ過ぎると、それ以上の研究に発展しないことがあります。もちろん、状態や経過に重要性や希少性のある症例の分析は、単独の症例報告や質的研究になります。しかし、研究の多くは「一般化」した結論を得ることが目的です。そのため、複数の症例に共通すること（例：このケアによって、多くの症例で症状が改善したように実感した）や症例間で異なること（例：同じ手術を受けたのに合併症が生じた症例と生じていない症例ではどのように要因が異なるのか）など、より広い視点で自身の経験知を整理することがCQを見つけるためのコツといえます。

2│職場の状況

　現場の看護職が研究を行う動機としては、自分自身の希望よりも、職場からの依頼が多いかもしれません。たとえば、職場内で行う症例検討会や看護研究の担当、キャリアラダーの研修などをきっかけに、研究に初めて取り組む方も多くいます。また、つながりのある医師から「この研究のデータ収集に協力してほしい」「今度の学会で何か発表してほしい」と依頼されることもあります。社会からの要請によって研究が必要となることもあります。たとえば、診療報酬改定によって新たなデータを収集・評価する必要が生じたこと、人員配置の検討に必要なデータをまとめるよう施設管理者から要請されたことなどがきっかけになるかもしれません。このような状況になると「なんで私が？」「忙しいのに大変だ」と思ってしまうかもしれませんが、自分の行っている業務を見直す機会だと前向きにとらえていくことも大切です。さらに、症例検討会や抄読会、さまざまな委員会などのミーティングを通じて、同様の関心を持つ仲間と議論を交わしたり、アドバイスをもらったりすることも、CQの発想や吟味に有用です。

3│文献検索

　文献検索についての詳細は3章で詳しく解説していますので、ここでは省略します。まずは職場内にある商業誌や学会誌のタイトルを眺め、気になるものを手に取って、休憩時間中に読んでみることから始めてください。

4 | 学会への参加

　興味を持っている専門の学会やセミナーにもぜひ参加してください。毎年の学術集会や学会主催のセミナー・研修会は会員でなくても参加できますが、学会発表や資格取得などの目的があれば学会に入会することをおすすめします。学会に参加すると、その領域で今何が問題になっているのか、どのような制度改革やプロジェクトが進行しているのか、などのトレンド（流行）がわかります。学会に参加し、その分野での人脈を広げることも研究の発展につながります。最初は緊張するかもしれませんが、講演後の演者の先生に声をかけてみてください。

　ただし、「学会で現在トレンドになっている研究」を単に真似するだけでは、新規性の乏しい研究となってしまいます。研究を始める際の情報収集として学会に参加する場合には、「今のトレンドの次の段階」や「そのトレンドに含まれていない臨床上の問題」を考えると、研究の新規性が高くなります。

2. クリニカルクエスチョンの種類

　CQを考える際には、さまざまな視点で「自分はどのような種類の問題に興味・関心があるか」を整理しておくとよいでしょう。

　1つ目の視点は「疾患や対象者の状態」の種類です。自分はどのような対象に対して研究を行いたいか、研究成果を還元したいかを考えます。たとえば糖尿病など具体的な疾患名以外に、外科手術を受ける患者や褥瘡発生リスクの高い患者、小児、外来受診者など対象者の状態や特性、共通するケア要因を想定してもよいでしょう。臨床の看護職の学会発表で「当院における」というフレーズをよく聞きます。「当院」がどのような特徴をもつ医療機関、患者層であるのかを明確にすることが研究では必要です。先行研究と同じ内容で調査を行う場合であっても、対象者が異なることによって新たな発見につながることがあります。

　研究テーマの上位・下位の位置づけを考えることも1つの方法です。テーマには広大なテーマ（上位テーマ）から限定的なテーマ（下位テーマ）まで、さまざまあります。その領域の研究テーマがどのように位置づけられるかをひとまとめにした図を俯瞰図といいます（図2）[1]。俯瞰図で整理したうえで、上位概念の「褥瘡の研究がしたい」では壮大な研究になりすぎるため、たとえば「褥瘡のリスクアセスメントで、小児に対するツールを研究したい」と、具体的な下位テーマを選ぶことが必要です。1つのテーマを決めたら、その疾患・事象に着目する理由、着目する要因・ケアと疾患の関係性・メカニズム・仮説などの背景も合わせて考えておきましょう。

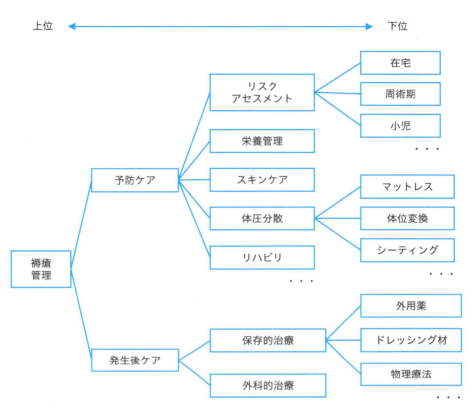

図2　褥瘡をテーマにした俯瞰図の例

表1　CQのジャンル

ジャンル	たとえば
①予防・治療	このケアは有効か？
②診断・検査法	このアセスメントは正確か？　どのような検査法で疾患を早期発見できるか？
③実態・予後	どんな状態か？　どのくらいの割合？　今後どうなるのか？
④病因	その疾病の発生や悪化は何が原因か？　予防につながった要因は何か？
⑤経済	このケアのコストや費用対効果はどのくらいだったのか？
⑥医療の質	そのケアは安全な手順であったのか？　どのような施設体制が患者の満足度につながったのか？

　次に、研究テーマの「ジャンル」を整理するとよいでしょう（表1）。看護や保健医療領域の研究ジャンルには、①予防・治療、②診断・検査法、③実態・予後、④病因、⑤経済、⑥医療の質などがあります[2]。例えば、ある看護ケアの効果検証は①予防・治療、患者のアセスメント方法の開発や改善は②診断・検査法、ある状態にどのような要因が影響しているかを調査することは④病因となります。学会や職能団体が全国レベルで行う大規模な研究では複数のジャンルにわたる研究を計画することもあります。たとえば、ある新しいケア方法の有効性（①）を確認したうえで、その医療経済性（⑤）も明らか

にし、診療報酬につなげるための構造（人数や職種などの体制）や過程（研修などの実施要件）（⑥）を検討することもあります。しかし、それぞれのジャンルによって実施する研究の方法（後述する研究デザインや調査項目）が異なります。著者の経験上、臨床現場の看護師は積極的であるがゆえに「あれもこれも調べたい」、「これにも問題意識を持っている」と大規模な研究計画を立ててしまう傾向があります。特に現場の看護師が自施設内でのみ実施する研究の場合には、基本的には1つのジャンルにとどめたほうが、現実的な規模の研究計画につながります。

引用文献
1）近藤克則：研究の育て方 ゴールとプロセスの「見える化」, 医学書院, 2018, p.22-25.
2）福原俊一：臨床研究の道標 第2版〈上巻〉, 認定NPO法人健康医療評価研究機構, 2017, p.51-53.

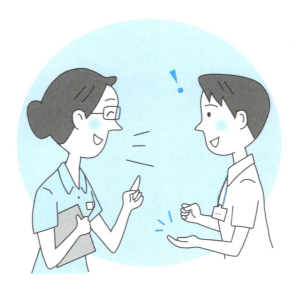

2

クリニカルクエスチョンの型と研究デザイン

　人を対象とした調査方法にはある程度決まった枠組み・基本設計図があり、「研究デザイン」と呼ばれています。研究デザインにはたくさんの種類があり、クリニカルクエスチョン（CQ）の型に加えて、入手・利用できるデータ、調査環境・時間・費用を含む実施可能性などのさまざまな状況を加味して選択することになります。各研究デザインには、それぞれの特徴（適する目的や状況）や特有のバイアスや限界があります。

　文献検索において検索用キーワードとして研究デザインに関わる用語（臨床試験など）を追加・フィルター処理することにより、目的に合致した文献が絞り込みやすくなります（3章10、11参照）。そこで、ここではCQの型と研究デザインについて解説します。

1. クリニカルクエスチョンの型

　CQの型には「仮説探索（生成）型」「実態調査型」「仮説検証型」があります（表2）。仮説探索型とは、まだ仮説が十分に明確になっていない未知の現象に対して実施する研究の形式で、Yes/Noでは答えが出ず、ある事象のWhat

表2　CQの型

形式	たとえば
仮説探索（生成）型	これは何か、どうなるのか、なぜそうなるか
実態調査型	どのくらい存在・発生するか どのくらい実施されているか 予後はどうなるか
仮説検証型	これは要因であるか どのくらい関連が強いか このスクリーニングは正確か これは有効であるか

（どんな）、Why（なぜ）、How（どのように）を明らかにしていく研究です。この形式の疑問には、質的研究や症例報告が多く用いられます。量的研究であっても、疾患発生に関わる要因がこれまでの研究では明らかにされておらず、多くの要因を網羅的に調べる場合には仮説探索型の CQ となります。

実態調査型は、ある疾患の「数」「頻度」を定量化することに着目した研究で、有病率や罹患率、死亡率などのアウトカムや、その疾患を持つ対象者の特性や治療状況などを数値化することが目的です。なお、実態調査型を仮説探索型に含める場合もありますが、研究デザインが異なるため、本書では別の型として扱っています。論文の引用文献として用いることの多い国や自治体の統計（人口動態、人口静態、国民生活基礎調査、国民健康・栄養調査、患者調査など）も実態調査です。実態調査は、単独の研究として実施される以外に、仮説探索型や仮説検証型の研究の目的の一部として実施されることもあります。

仮説検証型の疑問は、「このケアは有効であったのか」、「この生活習慣はある疾患のリスク因子であるのか」のように Yes/No で結論を提示できる疑問です。事前に設定した仮説が真であるかを検証する段階です。この疑問の研究には、観察研究や介入研究などの量的研究が実施されます。図 3[1-3)]に、これまで著者が実施した研究を例に、CQ の型と実際の研究結果を示しました。それぞれの CQ からどのような結果が出てくるのか対応がイメージできていると、研究につながる CQ を発想しやすくなります。

2. 研究デザインの分類：質的研究と量的研究

研究の目的や取り扱うデータのタイプの違いによって、研究は①質的研究と②量的研究に分かれます。理想的には、興味のある CQ に対して最も適切な、最も真実に迫ることができる研究デザインを選択することが望ましいです。「統計解析が苦手だから質的研究にする」「質的研究は哲学的でよくわからないから、アンケート調査にする」といった選び方はなるべく避けましょう。

1 ｜ 質的研究

質的研究とは、「研究者と研究参加者が相互作用をするなかで行われ、言葉などの質的データを用いて、研究参加者にとっての経験やその意味を機能的に探究する研究」とされています[4)]。インタビューから得られた言語や観察から得られた記録物、写真・動画など、数値化できないデータを扱うことが特徴の 1 つです。質的研究は、集団に共通する一般的法則を見つけることより

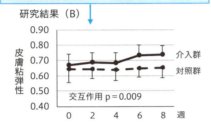

図3 CQの型と結果の対応例

[出典] A：文献1）より引用、B：文献2）より引用、C：文献3）より引用

も、個別事例の観察から複雑な事象の本質を深く捉える・理解することを目的とします。また、方法論を研究開始前に固定するのではなく、データ収集や分析結果に応じて必要な対象者を選択・追加し、インタビュー内容を追加・修正する工程を繰り返して進めていきます。質的研究では、研究者自身が測定用具となる特徴があるため、同じ対象者・データに対しても研究者がどこに焦点を当てるかによって得られる結果が異なります。質的研究には、分析のアプローチの違いによって、質的記述的研究、現象学、グラウンデッドセオリー、エスノグラフィー、アクションリサーチといった方法があります。また、質的研究と量的研究を組み合わせて実施する混合研究もあります。

2 | 量的研究

量的研究は、質問紙や検査などによって得られたデータを数値化して分析する研究であり、調査対象者個人以外にも同様の特徴を持つ集団に普遍的に成立する一般的な法則を見つけ出すことを目的としています。質的研究と異なり、研究の妥当性・信頼性を高めるために、事前に厳密な計画を立て、その計画に忠実に従って（特に介入研究では、途中で手順を変更せずに）一定数のデータを収集・分析していきます。

3. 量的研究の分類：記述疫学と分析疫学

　　量的研究は、目的の違いによってさらに①記述疫学と②分析疫学に分類されます（図4）[5-7]。

1 | 記述疫学

　記述疫学は、疾病頻度を疫学の3要素（人、時間、場所）別に明らかにすることを目的に、事象Yの全体像や疫学的な特徴（有病率など）を明らかにし、仮説を探索するための最初の調査です。記述疫学の代表は実態調査（デザイン上は観察研究の一部）です。広義には症例報告（複数例の場合は症例集積研究という）も含まれると考えてください。

2 | 分析疫学

　分析疫学とは、要因Xと結果Yの関連を明らかにするためのデザインです。記述疫学がYのみの分析であるのに対し、分析疫学はXとYの2種類の変数を比較する、特にYに影響する要因Xを見出すことが特徴です。

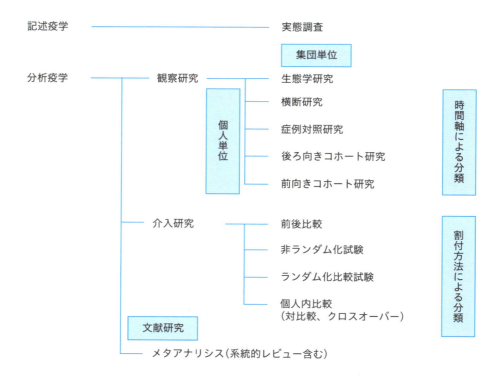

図4　量的研究のデザイン

4. 分析疫学の分類：観察研究と介入研究

分析疫学はさらに①観察研究と②介入研究に分かれます（図4）。

1 │ 観察研究

観察研究とは、研究目的での介入を伴わず、対象者の普段の生活習慣や疾病の状況を調査するデザインです。観察研究は、集団単位（集団の平均値や割合を用いる）の生態学研究（地域相関研究）と個人単位（対象者個々人のデータを分析する）の研究に分かれ、さらに個人単位の研究は、調査の時間軸（どの時点で要因と結果を評価するか）によって、①コホート研究（前向き、後ろ向き）、②症例対照研究、③横断研究に分かれています。

❶ コホート研究（前向き、後ろ向き）

前向きコホート研究は、現時点で疾患に罹患していない集団を一定期間追跡し、スタート（ベースライン）時点の曝露（ばくろ）要因とその後の疾患発生との関連を評価する研究です（図5）。曝露とは、その要因を持っていることです。曝露群と非曝露群の疾患の罹患率や、その違いを示す指標（相対危険や寄与危険など）を直接評価できる点がコホート研究の長所です。一方、対象者の追跡を必要とするため、まれな疾患をアウトカム指標とするには不向きです。たとえば、現在の褥瘡の院内発生率は、施設の種類にもよりますが数%に留まります。そのため、褥瘡の発生要因を前向きコホート研究で調べようとするには、分析に十分なイベント（褥瘡発生）数を得るために数百〜千例以上の症例を長期間追跡する必要があります。長期間の追跡が必要となると、ほかの観察研究と比べて時間や経費がかかること、途中の脱落（たとえば退院などによる追跡不可やほかの疾患による死亡）によるバイアスが生じることも短所となります。

研究開始前にすでに日常的に蓄積されているデータを利用し、過去の曝露要因から現在までの疾病発生を追跡するデザインを後ろ向きコホート研究といいます（図5）。「後ろ向き」という用語は英語で retrospective です。「過去を振り返る」研究ではなく、「過去から追跡する」研究である点が、後述する症例対照研究との違いです。近年では、区別しやすいように「過去起点コホート」という名称を用いることもあります。保険診療レセプト、法定健診、看護記録含む電子カルテなどの日常診療データ（リアルワールドデータ）、ビッグデータを活用する研究として注目されています。看護職は日頃から記録の書き方に相当の気を遣っていると思いますが、診療記録に記載漏れがなく、統一したルールでデータが入力されていれば、後ろ向きコホート研究が実施しやすい環境であるといえます。反対に、データの不備が多い診療記録であれ

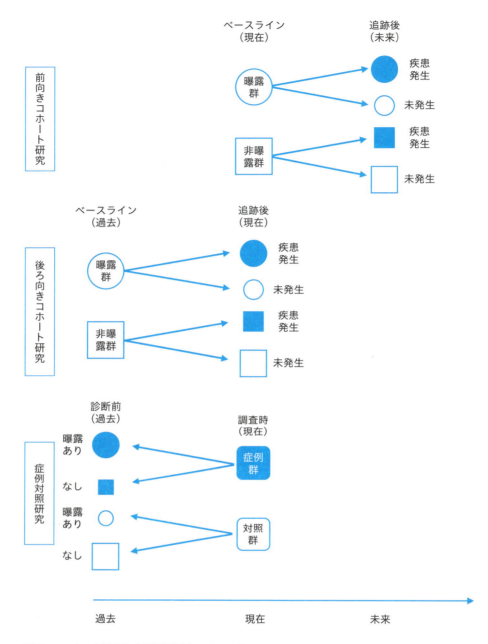

図5 コホート研究と症例対照研究のイメージ

ば、研究に使用する前に、修正・加工に多大な時間を要することになります。

❷症例対照研究（ケースコントロール研究）

症例対照研究は、現時点において疾病と診断された症例群とまだ発症していない対照群を設定し、過去の曝露要因の状況をさかのぼって比較するデザインです（図5）。対照群は「コントロール群」とも呼ばれ、疾患に罹患していない集団のことを指します。全体を示す「対象」とは漢字の表記を区別しま

しょう。

　症例対照研究の長所は、まれな疾患に適することです。たとえば、あるまれな疾患の専門病院であれば症例群を一定数以上集めやすい環境といえます。また、対照群には、未発症者全員ではなく、任意の数（たとえば疾患群1名に対し対照群1名）を選択できるという効率性も利点です。前述の褥瘡の例では、ある病院/病棟で褥瘡を発生した患者を症例群、褥瘡を発生していない患者から1例を対照群として選び（マッチング）、比較することにより、コホート研究に比べて褥瘡の危険因子を比較しやすくなります。

　短所として、①対照群の抽出に選択バイアスが生じやすいこと、②過去の要因評価に思い出しバイアスや記録不備によるデータ欠測が生じやすいこと、③症例群と対照群の比を任意に設定できるため疾病頻度の指標（罹患率、相対危険、寄与危険、有病率など）が評価できないこと、などがあります。

❸ 横断研究

　横断研究は、1回の調査で、要因と疾患保有に関するデータを同時に収集する研究です。典型的な横断研究として、さまざまな質問を入れた自記式質問紙（いわゆるアンケート、調査票）を、郵送やメールなどにより対象者に配布し、回答してもらう研究があります。横断研究の長所は、有病率が求められること、ほかの観察研究に比べて、多数の対象者に低コストで実施できることです。しかし、最大の短所として要因と結果の時間差を区別できないことがあり、そのために因果関係の逆転が分析結果に生じやすくなります。たとえば、「食塩摂取量が多いために血圧が高い人」も「血圧が高いために減塩している人」も混在したデータとなってしまいます。また、交絡要因（曝露因子とアウトカムの因果関係の正しい関係を歪めてしまう要因）[7]が多いこと、疾病発生に関する指標（罹患率など）が求められないことも短所です。そのため、横断研究は仮説検証よりも仮説探索のために使用されます。

❹ 生態学研究

　生態学研究は、個人ではなく集団単位（地域や年、国）でデータを収集し、要因と疾病の関係を分析するデザインです（図6）。地域相関研究とも呼ばれます。分析に必要なデータは対象者個々人のデータ（たとえば対象者の血圧）ではなく、集団の代表値（たとえば各都道府県の平均血圧や高血圧者の割合）になります。公的な統計としてすでに公開・匿名化されている既存データなどを活用するため、低コストで比較できること、個人情報を使用せずに実施できることが本研究の長所です。

　短所としては、要因と疾患の関連が個人レベルでは成立しないことがあり、このことを生態学的誤謬（ごびゅう）といいます。たとえば、A県の高血圧の割合が30％、食塩の目標量を超えて摂取している人が40％であったとしても、同じ人が両方に該当する、つまり食塩摂取の多い人が高血圧であるとは

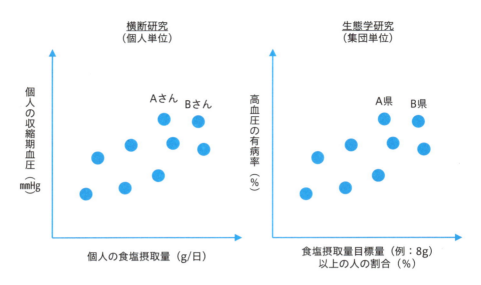

図6　横断研究と生態学研究の違い

限りません。極端に言えば、高血圧ではない70％の人が、食塩の多量摂取者40％である可能性も否定できません。そのため、個人単位の調査よりも交絡が多く、エビデンスレベルも低くなります。

2 | 介入研究

　介入研究とは、意図的に曝露要因を除去または追加した状態で、一定期間追跡し、疾病への影響を実験的に確かめる方法です。観察研究で得られた曝露要因に対して、対処法を開発し、その効果を検証する段階で介入研究が用いられます。介入研究は観察研究よりも、一般的に科学的エビデンスレベルが高く、臨床ガイドラインや保険収載の基礎データとなります。介入には、さまざまな看護ケアから、手術、検査・アセスメント、薬剤、補助食品、予防的な保健指導・健康教育などがあります。特に、薬剤や手術などの保険承認のための介入研究を治験（臨床試験）といいます。

❶前後比較

　介入研究は、対照群の有無、群の割付方法によっていくつかの種類に分けられます（図7）。臨床の看護師がまずイメージする介入研究は「このケアを実施した後に患者さんがよくなったかどうか」ではないでしょうか。このデザインは「前後比較」と呼ばれ、対照群のない1群のみの比較デザインです。前後比較は最も研究の質の低い介入研究です。なぜなら、比較対照（目的としたケアを受けていない）群がないため、「何もしなくてもよくなった」ことを否定できないためです。ケアの効果には、そのケア本来の効果以外に、別の要因による効果が混在していると考えてください。たとえば、何も治療しな

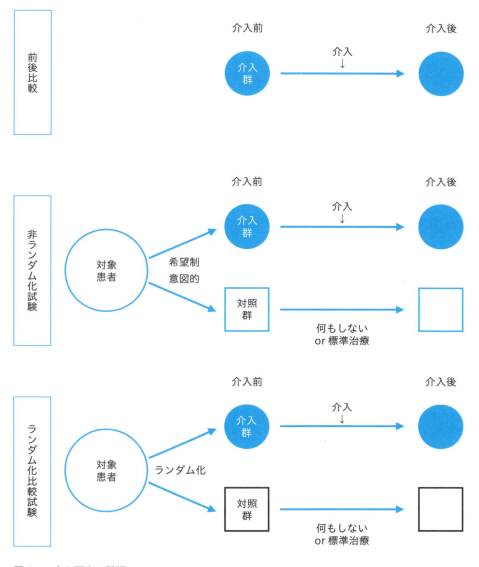

図7　介入研究の種類

くても熱が下がることがあります。これは、自然治癒や日内・日間変動（体温は日中に高く、夜間は下がる）、平均への回帰（体温が高かった時に、測り直すと下がることがある）といった現象の影響です。また、薬剤をはじめとした研究ではプラセボ（偽薬）効果が生じます。プラセボ効果とは、薬効成分を含まない偽薬であっても、「薬を飲んだ」という思い込みから心理的な期待や安心感が生じ、状態に変化をもたらしてしまうバイアスです。看護研究では、精神心理尺度や患者の自己申告による指標を用いることも多いため、プラセボ効果が問題となりやすいです。また、患者教育の効果を検証するために知識を問う質問紙では、繰り返し質問紙に回答することで慣れてくる学習効果も生じ

ます。このような目的としていない要因による効果・影響が生じていない、あるいはそれ以上にケアの効果があることを証明するためには、必ず「比較対照」を設定することが必要になります。

❷ランダム化比較試験/非ランダム化試験

介入研究の基本は、ランダム化比較試験（randomized controlled trial：RCT）です（図7）。RCTでは、介入群と対照群を設定し、対象者をどちらかの群にランダム（無作為）に割り付けることにより、両群間の背景因子（未測定の因子も含む）を揃えることができます。

ランダム化の方法には、個別ランダム化以外に地域や病院単位で群を割り付けるクラスターランダム化や、1人に対して介入と対照をランダムな順番で実施するクロスオーバー法などもあります。ランダム化は、治療・ケアに直接携わる医療者が実施するよりも、臨床試験部などの独立した部門・担当者が実施するセンター割付が厳密で望ましいとされます。対照群には、目的としたケアを実施しない群、プラセボ（偽薬）を投与する群、標準的な治療・ケア・予防プログラムを受けてもらう群、目的とする介入の頻度や量を減らして実施する群などがあり、目的や状況によって適切な群を設定します。

実際の研究では、倫理的な理由や施設の制度上の理由などによりランダム化試験が実施できないこともあります。この場合には、対象者の希望や、治療・ケアを提供する医療者側の指示によって、どちらかの群に割り付けることになり、非ランダム化試験となります。非ランダムな割り付けでは、対象者の背景に群間差が生じやすいことが短所となります。たとえば、非常に健康への関心の高い対象者が介入群、あまり関心のない対象者が対照群に偏ると、健康教育後の行動変容や生活習慣病のコントロール状況に差がついてしまう可能性があり、健康教育の効果を過大評価してしまいます。非ランダム化試験では、背景因子を調整した統計解析が必要となります。

さらに、プラセボを用いたランダム化比較試験であっても、治療・ケアを提供する医療スタッフが、介入群と対照群に恣意的に差をつけて対応（実際の治療や研究上の評価）をしてしまうと、効果が過大評価されてしまいます。これを「調査者（質問者）バイアス」と呼びます。そのため、対象者がどの群に割り付けられたかわからないようにする「盲検化」が必要になることがあります。患者と医療者両方が盲検化された試験を「二重盲検（ランダム化比較）試験」、盲検化していない試験は「オープンラベル試験」といいます。

3 | そのほか

そのほかに、すでに論文として発表された研究を対象としたシステマティックレビュー（系統的レビュー）やメタアナリシスといった研究デザインもあります（図4）。システマティックレビューは、「明確に作られたクエス

チョンに対し、系統的で明示的な方法を用いて、適切な研究を同定、選択、評価を行なうことで作成するレビュー」とされています[7]。過去の研究成果を統一した手順で網羅的に収集し、個々の論文の質についても複数人で一定の基準に基づいて吟味することが特徴で、診療ガイドラインの作成プロセスの1つでもあります。また、メタアナリシスとは、類似する複数の研究結果を、統計学的手法を用いて統合して解析する研究方法です。1つひとつの研究の対象者数の少なさや方法論の質の限界、結果の相違などがあっても、全体としてどのような傾向であるかを精度高く推定することができます。

引用文献
1）Iizaka, S. Okuwa, M. et al.：The impact of malnutrition and nutrition-related factors on the development and severity of pressure ulcers in older patients receiving home care. Clin Nutr, 29（1）：47-53, 2010.
2）Nomoto, T. Iizaka, S.：Effect of an Oral Nutrition Supplement Containing Collagen Peptides on Stratum Corneum Hydration and Skin Elasticity in Hospitalized Older Adults：A Multicenter Open-label Randomized Controlled Study. Adv Skin Wound Care. 33（4）：186-191, 2020.
3）土田敏恵，飯坂真司他：創傷・オストミー・失禁（WOC）専門外来モデル構築のための全国調査報告．日本創傷・オストミー・失禁管理学会誌, 24（3）, 338-348, 2020.
4）グレッグ美鈴他編著：よくわかる質的研究の進め方・まとめ方 第2版, 医歯薬出版, 2016, p.17.
5）福原俊一：臨床研究の道標 第2版〈下巻〉, 認定NPO法人健康医療評価研究機構, 2017, p.15-54.
6）Stephen BH 他著，木原雅子，木原正博訳：医学的研究のデザイン：研究の質を高める疫学的アプローチ 第5版, メディカルサイエンスインターナショナル, 2024, p.146-193, 247-297.
7）日本疫学会監修：はじめて学ぶやさしい疫学 改訂第4版 日本疫学会標準テキスト，南江堂, 2024, p.35-69.

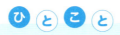

研究データ管理の心得（実話からの教訓）

（1）電子ファイルはフォルダに分けて整理して保存しましょう
　デスクトップなどにファイルが溜まりすぎると、必要なファイルがどこにあるかわからなくなります（ゴミ屋敷状態と呼んでいます）……。
　（2）ファイル名に「最新版」とつけないようにしましょう
　指導教員の指導や添削を受けるうちに（問答無用で直されます）、どれが最新版なのかわからなくなります……。
　（3）ファイルは二重三重にバックアップをとりましょう
　締め切りが近づいている時に限って、ファイルやハードディスクのクラッシュが起こります。何度焦ったことか……。

（飯坂真司）

3 クリニカルクエスチョンを吟味するプロセス

　クリニカルクエスチョン（CQ）がリサーチクエスチョン（RQ）にまで発展しないことも多く経験されます。たとえば、すでに同目的の先行研究が多く報告されている CQ に対しては、文献レビューで済み、新たに研究を実施する必要はないかもしれません。また、倫理的・技術的に実施不可能な問いに対しては、研究自体が困難です。客観的・批判的に CQ を吟味して RQ につながる候補を絞ることが必要です。そのため、最初の段階では、なるべく多く、さまざまな視点で CQ を考えておくとよいでしょう（図1）。

1. よい研究テーマとは

　CQ をいくつか考えることができれば、次に、その CQ が研究につながるかどうか客観的に評価してみましょう。よい研究テーマの条件の1つとして FINER（または FINE）の基準があります（表3）[1-2]。これは、Feasibility（実施可能性）、Interesting（科学的興味深さ）または Important（重要性）、Novel（新規性）、Ethical（倫理性）、Relevant（必要性）の頭文字を並べたものです。主には RQ に構造化する段階で考える基準ですが、CQ の発想段階においても参

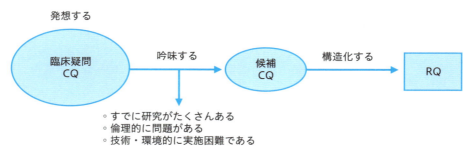

図1　臨床疑問の発想と吟味（再掲）

表3 よいCQの基準

Feasibility	実施可能性	Feasibility	実施可能性
Interesting	科学的興味深さ	Important	重要性
Novel	新規性	Novel	新規性
Ethical	倫理性	Ethical	倫理性
Relevant	必要性		

考になります。

1 │ Feasibility（実施可能性）

　Feasibility（実施可能性）とは、「自分がその研究を実行できるかどうか」です。自分自身のスキルや環境・制度上の制約によって、実施が制限されることがあります。たとえば、「この薬の効果を調べたい」と考えても、看護師が独自に薬を処方して介入研究を行うことは法律上できません。その場合には、その薬を服用している患者の予後を調べる観察研究に切り替える必要があります。ほかにも、設備、予算、症例数、時間などが実施可能性を左右します。ある特別な機器を使用しなければいけない研究では、その機器が院内で調達できるか、新たに購入やレンタルが必要になるのか、予算面や検査に関わる多職種の協力体制も含めて検討する必要があります。自身が興味を持つ現象を測定できる機器・方法（たとえば質問紙）がなければ、まず方法論自体を開発する研究が必要になります。

　また、対象者にアプローチでき、必要な人数を期間内に確保できるかを検討することも大切です。たとえば、手術室勤務の看護師が、術後に一般病棟に移った患者を追跡して研究をするためには両病棟の協力体制が必要となります。検査やインタビュー、質問紙への回答に時間を要する研究であれば、対象者や病院・病棟の日々のスケジュールの調整も必要になります。稀少疾患を対象とする場合、自施設のみでは十分な症例が集まらず、多機関共同研究が必要となる場合もあります。研究助成の期限の関係で、規定の期間内に必要症例数を集め、結果を出さなければいけないこともあります。

　一方、研究では「不可能なことにチャレンジする」ことも大切です。現時点で実施不可能であってもすぐにあきらめず、十分な準備や他者からの協力を得ることで、実施可能としていくことが研究のブレイクスルーになります。

2 │ Interesting（科学的興味深さ）

　Interesting（科学的興味深さ）とは、「学問（看護学や医学など）としてその答えを得たい研究であるか、その発展に貢献するのか」という観点です。基礎研究をイメージしてください。現時点では疾患の機序にどのようにかかわっ

ているかわからない分子機構や遺伝子発現であっても、その構造や経路を明確化することは科学の発展には重要です。また、1つの研究が終わって、十分解明できなかったことも Interesting なことになります。先行研究の限界に対して、次の研究計画を立てていきます。なお、R と合わせて Important とすることもあります[2]。

3 | Novel（新規性）

　Novel（新規性）とは、これまでの研究との相違点です。文献検索を十分に行い、これまでの研究とどのような点が異なるかを意識することが大切です。一見同じテーマに見えても、対象者や調査法の違い、研究の精度の違い（たとえば症例数、バイアス・交絡の制御など）も新規性の要素となります。その分野のエキスパートにコンサルテーションすることによって、これまでの当該領域の研究動向を踏まえて、新規性を見出すことにつながります。実際に学会発表や論文にまとめる際にも、新規性を主張することが必要です。

4 | Ethical（倫理性）

　Ethical（倫理性）として、対象者の安全性や人権、個人情報に十分配慮する必要があります。たとえば、たばことがんの関連を研究したい場合に、介入研究として対象者に強制的に喫煙してもらい、その後の経過を追跡する実験（CQ：喫煙するとがんの発生が増えるか？）は倫理的に実施することはできません。現実的には、現状の喫煙習慣と予後を比較する研究（CQ：喫煙習慣のある人にはがんが発生しやすいか？）や、すでに喫煙している対象者に禁煙してもらう研究（CQ：禁煙はがんの発生を減らすか？）とすることにより、倫理的に実施可能となります。また、実際に研究を始めるためには、倫理委員会に計画を申請し、承認を得ることや、対象者から同意書を取得することなどの手続きが必要となります。

5 | Relevant（必要性）

　Relevant（必要性）とは、看護実践に必要とされる研究であるかどうかです。純粋な学問的興味のみではなく、いかに看護ケアの改善に貢献できるかが大切です。この観点は、対象者の日常生活に密接に関わっている看護職が行う研究では、十分に満たされていることが多いです。一見すると臨床とは遠い動物実験・基礎実験であっても、将来的には看護実践の向上に貢献できる場合もあります。事前に、この研究がうまくいったら現場がどのように改善されるかを想像しておくと、自身の研究モチベーションの維持にもなります。

2. クリニカルクエスチョンを構造化する：PICO/PECO

　次に、CQをRQに構造化することで初めて研究計画を立てることができます。CQは漠然とした疑問であると述べましたが、たとえば「このケアは有用なのだろうか」と考えても、誰に対して実施するケアなのかを決めておかなければ、どの病棟でどのような患者さんを対象に調査したらよいかが決まりません。また、「有用」とは、何と比べて、いつまでに何がどうなることなのかを決めなければ、評価方法や調査期間を決めることができません。特に、仮説検証型のCQを構造化するためには、PICO/PECOというフレームワーク（枠組み、3章8、4章3参照）を使用します（**表4**）[1]。なお、仮説探索型や実態調査型の場合には、Pは必須ですが、そのほかは適宜必要な場合に考えていくとよいでしょう。

　PICOとは、介入研究のRQに用いるフレームワークであり、Population（対象者）、Intervention（介入）、Comparison（比較対照）、Outcome（アウトカム）の頭文字です。それぞれに該当する内容を考えることで、「どのような対象に、どのように介入をすると、何に比べて、何がどうなるか」という共通の形式で問いを決めることができます。観察研究のRQの枠組みには、IがEに変わったPECOを用います。EはExposure（曝露）の頭文字で「どのような要因があるか」を意味します。PICO/PECOを設定するポイントについては3、4章で詳しく説明します。

　この枠組みは、EBMの手法に基づく診療ガイドラインの作成プロセスにも使用されています。「Minds診療ガイドライン作成マニュアル2020 ver.3.0」では、CQ設定用に**表5**のようなシートを提案しています[3]。P（対象者）の検討事項として性別、年齢、疾患・病態、地理的要件を考えておく必要があります。また、O（アウトカム）には有益なもの以外に、有害事象も含める必要があります。アウトカムが複数ある場合には、優先順位もつけます。

　表6は、このマニュアルに基づいて作成された日本褥瘡学会の「褥瘡予防・管理ガイドライン第5版」のCQの一部です[4]。PICOのフレームワークをイ

表4　PICO/PECOの各要素と内容

フレームワーク	要素	内容
PICO/PECO	Population*	対象：どのような患者（対象集団）に
	Intervention または Exposure	介入：どのような介入をしたら 曝露：どのような要因があると
	Comparison*	比較：異なる方法と比較して
	Outcome	アウトカム：どうなるか

（*PはPatientsあるいはParticipant、CはControlなどとすることもある）

表5　「Minds 診療ガイドライン作成マニュアル 2020 ver.3.0」における CQ の設定

スコープで取り上げた重要臨床課題（key clinical issues）

CQの構成要素

P（Patients, Problem, Population）	
性別	（　　　指定なし　　　・　　　男性　　　・　　　女性　　　）
年齢	（　　　指定なし　　　・　＿＿＿＿＿＿＿＿＿＿＿＿＿＿　）
疾患・病態	
地理的要件	
その他	

I（Interventions）	C（Comparisons, Controls, Comparators）

O（Outcomes）のリスト				
	Outcomeの内容	益か害か	重要度	採用可否
O_1		（　益　・　害　）	＿＿＿＿点	
O_2		（　益　・　害　）	＿＿＿＿点	
O_3		（　益　・　害　）	＿＿＿＿点	
O_4		（　益　・　害　）	＿＿＿＿点	
O_5		（　益　・　害　）	＿＿＿＿点	
O_6		（　益　・　害　）	＿＿＿＿点	
O_7		（　益　・　害　）	＿＿＿＿点	
O_8		（　益　・　害　）	＿＿＿＿点	
O_9		（　益　・　害　）	＿＿＿＿点	
O_{10}		（　益　・　害　）	＿＿＿＿点	

作成したCQ

［出典］文献 3）「テンプレート SC-4 CQ の設定」より引用

メージしながら CQ を見てみると、CQ12 と CQ13 は P（対象者）の違い、CQ14-1 から 14-3 は I（介入）であるマットレスの種類の違いであることがわかります。反対に CQ12 と 14 では、P が高齢者、O が褥瘡発生と共通していることもわかります。診療ガイドラインでは CQ を設定した後に、システマティックレビューを行います。

　このように PICO/PECO を用いて CQ を吟味しておくことで、文献検索の

表6　ガイドラインにおけるCQの例

CQ12	高齢者に対する褥瘡の発生予防のために、体圧分散マットレスを使用したうえでの4時間を超えない体位変換間隔は有用か？	P（対象者）の違い
CQ13	人工呼吸器を装着した重症集中ケアを受ける患者に対する褥瘡の発生予防のために、体圧分散マットレスを使用したうえでの4時間を超えない体位変換間隔は有用か？	
CQ14-1	高齢者の褥瘡予防のために交換圧切替型/上敷圧切替型多層式エアマットレスの使用は有用か？	I（介入）の違い
CQ14-2	高齢者の褥瘡予防のために交換静止型フォームマットレスの使用は有用か？	
CQ14-3	高齢者の褥瘡予防のために上敷圧切替型単層式/静止型エアマットレスの使用は有用か？	

［出典］文献4）より作成

目的や対象を具体的に絞り込むことができます。自身の研究計画を立案する場合にも、PICO/PECOを用いることで、漠然としていた研究目的が明確になり、文献レビューや実施可能な方法論の選択につなげることができます。

> CQ候補を吟味するプロセスのまとめに使用できる研究計画シート（5章2参照）を、表7に示します。この研究計画シートはこちらのWebページ（https://jnapcdc.com/files/word/bunken/sheet.docx）または右の2次元コードよりダウンロードできます。Word上で入力したり、印刷して手書きで書き込めるファイルですので、ぜひ活用してください。

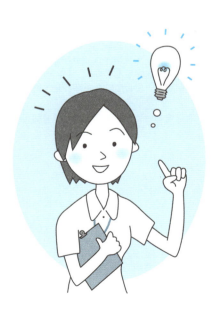

表7　研究計画シート

1.　臨床で日常的に感じている疑問点（CQ）を挙げてみましょう

※「○○に困っている」「なぜ○○が起きるのかわからない」「このケアは効果的なのか」など
※複数ある場合には優先順位も付けてみましょう

疑問点のジャンルを選んでみましょう
1）予防・治療　2）診断・検査法　3）実態・予後　4）病因　5）経済　6）医療の質

2.　臨床の疑問（CQ）をより詳細に・具体的に深めましょう（箇条書きでも構いません）

1）その疑問の背景：すでにわかっていること（患者の特徴、関連要因、治療・ケアの方法など）

2）理論的根拠：まだわかっていないこと
※この中で、研究として取り組みたいことに○をつけてみましょう
※複数ある場合には優先順位も付けてみましょう

主要なキーワードを5つ程度挙げてみましょう

3.　上記の研究課題を研究の疑問（RQ）の問いの型に沿って整理してみましょう

1）研究のアプローチを選択しましょう
　①仮説生成型　　　②実態調査型　　　③仮説検証型（観察）　　　④仮説検証型（介入）
　　→PEO　　　　　　→PEO　　　　　　→PECO　　　　　　　　　→PICO

2）PICO/PECOにまとめましょう
　P（どのような患者/対象集団に）：
　　性別　　　　年齢　　　　疾患・病態　　　　地理的要件

I/EとC　※①②③の場合、調べたい要因を列挙する　※③④の場合、EとCが対になるようにまとめる

I/E（どんな要因があると/どのような介入をしたら）：　　C（異なる方法と比較して）：

O（どうなるか）※複数ある場合には優先順位をつける
益：
害：

4.　研究の疑問（RQ）に合った研究デザインを選択しましょう

①質的研究（質的記述的　・　グラウンデッドセオリー　・　エスノグラフィー　・　現象学　・　ほか）
②記述疫学（実態調査　・　症例報告　・　ほか）
③観察研究（前向きコホート　・　後ろ向きコホート　・　症例対照研究　・　横断研究　・　ほか）
④介入研究（ランダム化　・　非ランダム化　・　前後比較　・　クロスオーバー　・　ほか）

5.　研究の疑問（RQ）として有用で実現可能であるか吟味してみましょう（該当したら✓を付けましょう）

□　自分の興味・関心のあるものであるか？
□　自分または部署で取り組める範囲のものであるか？
□　看護ケアを改善することで解決される疑問か？
□　成果は医療の質を向上させるものか（患者さんの役に立つのか）？
□　研究としてのエネルギーを費やすだけの価値・新規性があるのか？
□　倫理的に問題のない内容であるか？

6.　キーワードを組み合わせて、研究課題（仮）を記述しましょう（25～30字程度）

引用文献

1）福原俊一：臨床研究の道標　第2版〈上巻〉，認定NPO法人健康医療評価研究機構，2017，p.28-31.
2）Stephen, BH 他著，木原雅子，木原正博訳：医学的研究のデザイン：研究の質を高める疫学的アプローチ　第5版，メディカルサイエンスインターナショナル，2024，p.24-29.
3）Minds診療ガイドライン作成マニュアル編集委員会：Minds診療ガイドライン作成マニュアル2020 ver. 3.0，公益財団法人日本医療機能評価機構 EBM医療情報部，2021.
4）日本褥瘡学会学術教育委員会ガイドライン改訂委員会：褥瘡予防・管理ガイドライン　第5版，日本褥瘡学会誌，24（1）29-85，2022，p.45-48.

3章

クリニカルクエスチョンをリサーチクエスチョンにつなげるための文献探索

1

看護研究における情報源

　研究を行うには根拠に基づいた信頼性の高い文献情報の収集が不可欠です。研究のテーマに関わる情報を網羅的に収集するためには、情報探索を効率的に行うために各文献データベースの特徴を理解し、効果的に活用することが重要です。

　本章の前半（3章1〜6）では、看護研究における情報源、Webサイトの信頼性、文献の入手方法、論文を投稿する際のポイント、および近年急速に普及したオープンアクセスジャーナルの動向などについて紹介します。また、後半（3章7〜16）では看護分野で活用できる国内外の文献データベースを紹介するとともに、クリニカルクエスチョン（CQ）をリサーチクエスチョン（RQ）につなげるための文献検索方法と検索事例について、さらに文献情報を収集するための図書館の活用法についても解説します。

1. 学術情報の発生と流通

　研究者による研究発表の場は主に学会であり、研究で得られた新しい知見について発表されます。学会で発表された内容は学術雑誌に投稿され、査読を経て掲載の可否が決定されます。学術雑誌に掲載された論文は、その分野のレビュー論文に引用されます。その後、教育のための情報源である教科書に掲載され、標準的な知見として認められるという流れです。

　図1は学術情報の発生と流通の基本的な流れを示しています。近年は学術機関リポジトリ、ソーシャルネットワーキングサービス（social networking service；SNS）などにより、学術情報の流通は一層加速化されています。

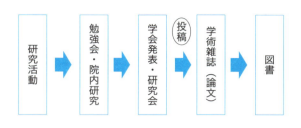

図1　学術情報の発生と流通

1｜学術機関リポジトリ

　学術機関リポジトリ（Institutional Repository）とは、大学や研究所などの学術機関によるさまざまな知的生産物である学術論文、学位論文などを電子形態で収集・保存し、インターネットを介し無償で学内外に提供するシステムです。国立情報学研究所が運営するJAIRO（Japanese Institutional Repositories Online）により、学術機関リポジトリに蓄積された学術情報を横断検索することができます。

2｜ソーシャルネットワーキングサービス

　近年、FacebookやX（旧Twitter）などのソーシャルネットワーキングサービス（SNS）が多くの人に利用されています。researchmapやResearchGateといった研究コミュニティー用のSNSを活用している人も多く、研究者は自身の情報を発信し、ほかの研究者との分野を超えたつながりにより学術コミュニケーションが行われています。

2. 情報収集と文献検索

　「学術情報」とは、学術研究の成果として生み出された情報、およびそれがさらに編集、圧縮、加工されて生成された情報と定義され、「観測、測定、計算データや記録、学術文献（学術論文、報告書、学術図書や書誌、索引誌、抄録誌など）、それに個人的なコミュニケーションが含まれる」と説明されています[1]。本章における「学術情報」は、「文献」「論文」とほぼ同じ意味をもちます。

　看護研究において科学的根拠をもつ信頼性の高い情報（エビデンスをもつ情報）とは、主に学術雑誌に掲載された文献を指します。また、研究を行うためには調査方法、文献の考察が十分になされた研究論文を見つけることが重要となります。文献情報は毎年膨大な件数が生産され、その中から自身の研究に必要な情報を的確に探すためのツールとして文献データベース（3章8～

15 参照）があります。

　適切な情報の入手には、情報収集能力を高めることが求められます。各文献データベースの特徴を理解するとともに、精度の高い検索を行うための効果的なテクニックを習得することがポイントとなります。

3. 学術情報の種類

　看護に関する研究成果は論文や報告書、図書として発信され、流通しています（図1）。文献とは学術雑誌に掲載されている論文のことを指し、学術雑誌には総説誌、学術誌・学会誌、および商業誌の3種類があります（表1）。そのほとんどは電子ジャーナルでも提供されており、なかにはオープンアクセス（3章6参照）として公開されているものがあります。

1 │ 一次資料と二次資料

　資料種別からみた学術情報は下記のとおりです[2]。このような資料を一次資料と呼びます。

- ○ 学術雑誌（論文、学協会の情報など）
- ○ 統計、白書、報告書（研究報告など）
- ○ 図書（一般書、専門書、辞書、辞典、事典など）

　また、一次資料を一定の規則に従い検索できるように加工した資料は二次資料と呼ばれ、下記の種類があります。一次資料にたどり着く手がかりとなる資料で、冊子体や電子的資料として利用することができます。その代表的なものが文献データベースです。

- ○ 目録
- ○ 抄録誌
- ○ 索引誌（論文標題、著者名、雑誌名、巻号・ページ・発行年月など）

表1　学術雑誌の種類

種類	特徴
総説誌	その分野におけるこれまでの知見のまとめ。文献を集めて考察したもの。
学術誌・学会誌	学会がカバーする分野の最新情報を論文の形で提供している。一般的にレフェリーシステムがあり、論文の質や正確さが評価されている。
商業誌	特集記事を中心に概説記事が掲載されている。

2 | 文献の種類と構成

　文献には、**表2**に示すとおりさまざまな種類があります[3]。論文作成に引用する場合は原著論文が望ましいですが、研究領域によっては原著論文がそもそも存在しない、あるいは原著論文が少なく会議録が多いこともあります。

　文献はタイトル、著者、抄録、本文などで構成されています。抄録とは、文献の内容の要点を短くまとめた文章のことです。抄録は投稿規定に従ってまとめられ、構造化抄録、非構造化抄録の2種類があります。構造化抄録とは、抄録に適切な見出し語を入れて構造化したものを指し、構造化抄録のある論文であれば、研究の目的、研究の背景、研究デザイン、研究方法、結果、結論などが明確に記載されています。

表2　　文献の種類と特徴

文献の種類	特徴
原著論文 (Original Article, Journal Article, Full Paper, Research Article)	ある分野の研究、調査について発表された独創性、新規性のある論文。論文の構成は、規則に沿って要旨、目的、方法、考察、結論、図・表、参考文献などにまとめられており、査読システム(peer review)がある。
総説論文 (Review)	レビューともいわれ、特定の分野やテーマに関する先行研究を集め、体系立ててまとめ、その分野やテーマの概説や研究動向を示すことを目的としている。研究を始める上で何がどこまで解明されているのかを確認するために役立つ。
症例報告 (Case Report)	特定の疾患の症状、検査結果、診断や治療、経過などに考察が加えられた報告(※医中誌Webでは、看護文献には症例報告のタグは付与されない)。
レター/速報 (Letter, Communication)	投稿から掲載まで時間をかけず、新規性と独創性を早く確保したい場合、また同じ分野の研究者に新たな研究成果を速報したい場合に書かれる短い論文。
事例 (Case Study)	特定の事柄について研究・報告されたもの。医中誌Webなどの文献データベースでは、看護についての事例は症例報告ではなく「事例」に分類されている。
特集 (Special Feature)	商業雑誌において各号ごとにテーマを取り上げて複数の文献が収載されているもの。その一冊で、その特集テーマに関する多くの情報を入手することができる。
症例検討 (Case Review Meeting)	病棟における実際の症例の病歴、検査結果、診断、治療、予後、患者教育、看護の方法などについて討議形式の記事にまとめたもの。事例報告会、カンファレンスともいわれる。
会議録 (Proceedings)	研究成果の発表および情報交換、議論を行うことを目的として行われる会議(学会または学術会議)などにおいて、研究者が研究成果を発表するために、事前に論文などを投稿し、その内容を口頭で発表した内容のまとめ。ほとんどが1ページ以下のものが多いため、「会議録を除く」で絞り込むのがポイント。
学位論文 (Doctoral thesis, Dissertation)	一般的には博士論文のことを指す。

［出典］文献2)などをもとに作成

4. 学術情報を探索する方法

　情報の世界を探って目的の情報を手に入れることを情報探索といい、その対象が文献に限られるなら文献探索（文献データベースなどインターネット上で文献を探す場合にはとくに文献検索）といいます。情報探索、文献探索は情報要求の性格から下記の2つのタイプに分かれます[3]。

①発見的探索（該当するものの一部だけを見て選ぶ）
　日常のちょっとした情報探索は、その大半が発見的探索です。こうした探索の多くは条件に合う情報が何か1つ（またはごく少数個）手に入ればよいという性格をもっています。

②系統的探索（該当するもの全体を見て選ぶ）
　情報探索は何らかの情報処理の一環として必要とされます。その情報処理系がどのような検索を必要とするかは、どのような情報処理を目的とするかで決まります。
　　・当該情報をすべて把握したいとき
　　・全体像を縮約して把握することが目的であるとき
　　・全体の中で何かを評価することが目的であるとき
　　・ある条件に合致するものが存在しないことを確認するとき

　系統的検索を行うためには、文献データベースやインターネット、図書館などを活用する方法があります（表3）。
　たとえば医中誌Webでは、2024年に358,293件（2024年12月時点）のデー

表3　学術情報の探索方法

方法	特徴
文献データベースで検索する	医中誌Web、CINAHL、PubMedなど、自分の研究内容に合った文献データベースを選択して検索を行う。
インターネット上で探す	Google Scholarは、Google、Yahoo!などと異なり学術情報を対象に検索できる。また、ある文献の文献データベースに収録された書誌情報、出版状況をまとめて調べることができる。 学術雑誌論文、学位論文、図書、抄録などについて出版社、学会、協会、大学、機関リポジトリなどのWebサイトからさまざまな分野・情報源を横断的に検索することできる。 広範囲な検索ができるため、文献データベースでは見つけられない情報を探すことができる。
図書館を活用する	大学図書館で新刊雑誌架や書架をブラウジングしたり、直接図書館に出向かずにWeb OPACで論文など必要な情報を探したりすることができる。また、医中誌Webなどを利用できる公共図書館もある（3章7参照）。

タが追加されており、そのうち分類が看護であるものは約 24,000 件です。この膨大な文献の中から必要とする情報を探し出すためのツールが、文献データベースなどの二次資料です。文献データベースには各学術分野によって特徴があります。詳細は 3 章 2 で紹介します。

5. 研究の各段階と文献データベース検索

　研究の各段階において必要とする資料は異なりますが、**表 4** で示すように、文献データベースでの検索がすべての研究段階において活用されます。

1 | 研究テーマの決定

　はじめに、研究テーマを決定する段階では図書館へ出向き、研究テーマ領域の書架をブラウジングします。また、テーマに関係する雑誌や新着雑誌の目次を拾い読んだり、さらに、文献データベースで検索したりすることでおおよその研究領域の動向を把握することができます。

2 | 文献検討によるテーマの絞り込み

　次に、研究テーマがほぼ決定した段階で文献検討を行います。

　文献検討の目的は 2 つあり、1 つ目は自身が行おうとする研究テーマと類似した研究が行われている文献の有無を確認することです。行おうとしている研究内容がすでに先行研究により明らかにされているのであれば、新規性がないため同様の研究を行う必要はありません。

　2 つ目は自身の研究テーマに活用できる先行研究やデータの有無を調べることです。先行研究を確認することで、検討しているテーマについて何がどこまで明らかになっているのかを知ることができます。仮に自身の研究テーマと同じような内容の研究がすでにあっても、研究方法が異なるかもしれま

表 4　研究の各段階と文献検索の方法

研究の各段階	方法	具体例
(1) 研究テーマの決定(CQ)	書架をブラウジングして研究テーマに関連する知識や文献を入手する	・雑誌の目次を拾い読みする ・インターネットで Web サイトを見る ・雑誌の最新号を閲覧する ・文献データベースで検索する
(2) 文献検討によるテーマの絞り込み(RQ)	テーマの過去の経緯、現在までの研究成果について先行研究を把握する	・参考文献、引用文献から文献情報を収集する ・文献データベースで検索する
(3) 網羅的な情報収集	特定の事柄についての情報を収集する(概念枠組み、5 章参照)	・参考図書、辞書、事典、白書統計資料から収集する ・文献データベースで検索する

せん。先行研究から何が明らかになっているのかを踏まえて、これから行おうとする研究内容との違いを調べること、または明らかになっていない内容を確認して、その内容を追加する研究を行うことができます。

この段階で文献データベースを活用することで、先行研究を確認できるとともに、類似した研究内容の文献情報を探すことができます。

3 | 網羅的な情報収集

研究テーマが決まると、先行研究から最新の研究動向までを網羅的に把握するためのデータ収集を行います。

先行研究の確認は、研究を始めるときの重要なステップです。自分の研究テーマの関連分野における先人が発表した論文を、学術雑誌や電子ジャーナルで探します。なかでもレビュー論文が役に立ちます。また、実験や観察、調査などの具体的な研究方法を検討する際の情報収集を行います。先行研究を確認し、何がどこまで明らかになっているのかを理解して、自分の研究内容のイメージを形づくっていきます。

先行研究を調べる際、学術雑誌に掲載された論文がその対象となりますが、そのほかにも論文の引用文献や参考文献から関連性の高い先行研究を探し出し、Google Scholar や文献データベースを利用して探すこともできます。

引用文献
1）日本図書館情報学会用語辞典編集委員会編：図書館情報学用語辞典第5版, 丸善出版, 2020, p.33.
2）富田美加, 松本直子：看護にいかす文献検索入門 学び続けるための情報探索スキル, 中央法規出版, 2021. p.11.
3）北海道大学附属図書館：アカデミックスキルガイド Guide3-30 論文の種類について．〈https://www.lib.hokudai.ac.jp/uploads/2019/07/3-30_v1.0.pdf〉
4）諏訪敏幸：看護研究者・医療研究者のための系統的文献検索概説, 近畿病院図書室協議会, 2013. p.23-27.

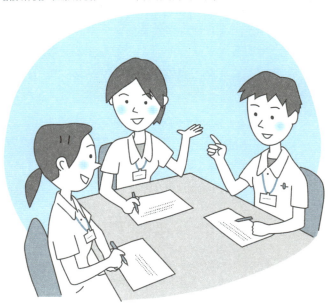

2

さまざまな情報源

ここでは、看護分野に関係するさまざまな文献データベースや Web サイトの情報源を紹介します。

1. 看護分野に関係する文献データベース

1 | 国内の文献データベース

❶ 医学中央雑誌（医中誌）Web 版

https://login.jamas.or.jp/

- ・提供元：特定非営利活動法人医学中央雑誌刊行会
- ・収録対象：国内で発行された学会誌、医学系出版社が発行する専門誌、大学や病院等が発行する紀要、公共機関が発行する研究報告など、医学およびその周辺分野（歯学・薬学・看護学をはじめとする臨床医学に関わる各分野）
- ・調べられる年代：1983 年〜
- ・収録雑誌数：約 7,800 誌（2024 年 2 月現在）
- ・収録文献数：約 16,037,000 件（2024 年 2 月 1 日現在）
- ・更新頻度：月 2 回（1 日、16 日）
- ・有料

❷ 最新看護索引 Web

https://www.jamas.or.jp/service/kango/about.html

- ・提供元：公益社団法人日本看護協会図書館
- ・収録対象：日本看護協会図書館所蔵雑誌より看護文献を選択して収録
- ・調べられる年代：1987 年〜
- ・収録文献数：289,190 件（2025 年 1 月現在）
- ・収録雑誌数：945 誌（タイトルチェンジ、休・廃刊、採録中止分も含む）（2025 年 1 月現在）
- ・更新頻度：月 1 回
- ・有料（日本看護協会会員は無料）

日本看護協会図書館で所蔵する国内発行の看護および周辺領域の雑誌・紀要などに掲載された文献の中から看護の実践・研究・教育に関する文献を集

めたデータベースであり、日本看護協会が会員への情報サービスを目的に作成した、看護分野全般におよぶ索引誌です。看護分野の二次資料として比較的タイムラグが短く、定期的に更新されることから、看護文献調査を行うための重要な資料です。収録された文献は「最新看護索引分類表」によって分けられ、大項目は2000年に「災害看護」が加わり、46項目となりました。

❸ J Dream Ⅲ

https://jdream3.com/service/search/

- ・提供元：国立研究開発法人科学技術振興機構（JST）が作成し、株式会社ジー・サーチが提供
- ・収録対象：科学技術の全分野を網羅
- ・調べられる年代：1981年〜
- ・収録文献数：約7,000万件（2024年2月現在）
- ・更新頻度：月4回
- ・有料

国内外の技術文献を元に、国立研究開発法人科学技術振興機構（JST）がデータを作成しています。文献は、書誌情報と抄録、文献が述べている内容を示す語や分類を収録しており、海外文献は日本語に翻訳されているため、日本語で検索して内容を確認できます。さらに、複写サービスとの連携により文献の取り寄せも可能です。

❹ CiNii Research

https://cir.nii.ac.jp/

- ・提供元：国立情報学研究所
- ・収録対象：国内発行の医学・歯学・薬学・看護学および関連分野の定期刊行物
- ・調べられる年代：1992年〜（雑誌により異なる）
- ・収録文献数：51,648,929件（2023年4月現在）
- ・更新頻度：年1回
- ・無料

CiNii Research は日本最大規模の学術情報検索サービスです。公開基盤に登録された研究成果や論文情報のみならず、図書、研究データ、それらの成果を生み出した研究者、そして研究プロジェクトの情報などを包括して探索することが可能です。

参考：パンフレット

https://support.nii.ac.jp/sites/default/files/cinii/cinii_pamphlet_web_2023.pdf

参考：データベース一覧

https://support.nii.ac.jp/ja/cir/cir_db

2 | 国外の文献データベース

❶PubMed

https://pubmed.ncbi.nlm.nih.gov/

・提供元：米国国立医学図書館
・収録対象：医学、看護学、歯学、薬学、獣医学
・収録雑誌数：約 5,600 誌
・収録文献数：約 3,700 万件
・収録年数：1946 年〜
・無料

MEDLINE は医学・看護学・歯学・薬学などの雑誌論文などの書誌事項を探すためのデータベースであり、1997 年に PubMed の名称で公開されました。MEDLINE は EBSCOhost などのプラットホームからほかのデータベースとの横断検索を行うことが可能です。また、MEDLINE で閲覧可能なのは書誌事項と抄録ですが、PMC（PubMed Central）で本文を無料で閲覧することができます。

MEDLINE の前身である索引誌の Index Medicus は 1879 年に創刊され、電子化により文献データベースとなり、現在はインターネット上で提供されています。

❷CINAHL

https://www.ebsco.com/ja-jp/products/research-databases/cinahl-database

・提供元：CINAHL Information Systems、CINAHL ガイド（ebsco.co.jp）
・収録対象：看護学、生体臨床医学、健康科学、代替医学、消費者健康など
・調べられる年代：1931 年〜
・収録文献数：約 900 万件（2025 年 1 月現在）
・収録雑誌数：約 6,400 誌（2025 年 1 月現在）
・更新頻度：週 1 回
・有料

CINAHL（Cumulative Index to Nursing and Allied Health Literature）は、英米の看護文献を検索するデータベースです。看護学のほかに生体臨床医学など 17 分野の文献を検索することができます。雑誌文献のほか、書籍、看護系学位論文なども収録しており、現在は EBSCO より提供されています。

また、2025 年 2 月現在、EBSCOhost の画面は新しいユーザーインターフェースに向けた変更がなされています。

❸PsycINFO

https://www.apa.org/pubs/databases/psycinfo/

- ・提供元：American Psychological Association
- ・収録件数：書誌情報数 40 万件
- ・収録誌数：約 2,400 誌のインデックス抄録情報
- ・収録タイトル数：約 400 万件（抄録付き）
- ・更新頻度：週 2 回
- ・有料

American Psychological Association（米国心理学会）が制作した、心理学関連文献の書誌情報と抄録を幅広く収録した国際的なデータベースです。

❹Sociology Source Ultimate

https://www.ebsco.com/ja-jp/products/research-databases/sociology-source-ultimate

- ・提供元：EBSCO
- ・収録期間：1880 年〜（書誌データ）、1908 年（全文データ）
- ・収録タイトル数：1,420 誌（2025 年 1 月現在。全文タイトル数は約 1,800 タイトル）
- ・有料
- ・社会学分野の全文情報データベース

社会学および関連諸分野の学術資料の全文情報を収録する国際的なデータベースです。社会学分野の情報を豊富に収録しています。

❺ERIC（Education Resources Information Center）

https://eric.ed.gov/

- ・提供元：Education Resources Information Center
- ・収録期間：1907 年〜
- ・収録件数：数十万件（11,800 以上の用語を含んだ教育専門シソーラス含む）
- ・無料

米国教育省教育科学研究所が主催する教育研究情報のインターネットベースの書誌・データベースです。

2. Web サイトの情報源

1｜国内の Web サイト

❶国立情報学研究所

https://www.nii.ac.jp/

大学共同利用機関法人情報・システム研究機構国立情報学研究所（National Institute Informatic；NII）の Web サイトです。情報学という新しい学術分野での「未来価値創成」を使命とする国内唯一の学術総合研究所です。

❷国立国会図書館サーチ

https://ndlsearch.ndl.go.jp/

国立国会図書館の所蔵資料やデジタル資料の検索や閲覧、コピーの申し込みなどのサービスが利用できます。また、国立国会図書館とデータ連携している全国の図書館の所蔵資料を検索することができます。

❸公益社団法人日本看護協会

https://www.nurse.or.jp/

日本看護協会の最新の活動内容や看護を取り巻く社会環境の変化を知ることができる Web サイトです。「会員ダイレクト」に登録すると「最新看護索引Web」と「JDreamⅢ」を、「キャリナース」では「最新看護索引 Web」を無料で利用できます。また、日本看護協会図書館司書に相談できるページ（https://www.nurse.or.jp/nursing/library/consult/index.html）もあります。

参考：文献データベース一覧（日本看護協会図書館作成）

https://www.nurse.or.jp/assets/pdf/library/database.pdf

❹厚生労働省

https://www.mhlw.go.jp/

日本の厚生労働行政や医療統計情報などを入手することができます。厚生労働省関連資料や「厚生統計要覧」などの統計情報を入手することができます。

参考：厚生労働省統計表

https://www.mhlw.go.jp/toukei/itiran/index.html

❺厚生労働科学研究成果データベース

https://mhlw-grants.niph.go.jp/

厚生労働省の補助金等で実施された保健、医療、福祉、労働分野の研究成果を検索することができます。本文を PDF で読めるものもあります。

❻独立行政法人医薬品医療機器総合機構（PMDA）

https://www.pmda.go.jp/

医療用医薬品を安全に利用するための「添付文書」「インタビューフォーム」などの最新情報を検索できる Web サイトです。医薬品の緊急安全性情報や重篤副作用疾患別マニュアルなどの情報も公開されています。

❼国立研究開発法人国立がん研究センター

https://www.ncc.go.jp/

がんに関する多様な情報が掲載された Web サイトです。国立がん研究センターやがん対策研究所が提供する「がん情報サービス」ではがんの最新情報を調べることができ、医療従事者および一般向けに解説されており、看護ケアについて情報を入手することができます。

❽国立感染症研究所

https://www.niid.go.jp/niid/ja/

感染症に関する情報を入手できるほか、リンク集を活用できます。

❾社会老年学文献データベース（DIA'S LIBRARY ON SOCIAL GERONTOL-OGY；DiaL）

https://dia.or.jp/dial/about/

公益財団法人ダイヤ高齢社会研究財団が作成し、無料で提供する社会老年学の日本語文献データベースです。検索システムを使って書誌事項と論文抄録をダウンロードすることができます。

❿心理尺度（項目）データベース

https://www.minamis.net/scale_search/search1.html

三重大学教育学部心理学教室が運営しています。看護分野では患者の心理状態を把握するために心理尺度や測定用具を使ってケアや看護研究に使用することがあります。このデータベースの Web ページは、質問紙などによる心理学研究利用を目的に作成されており、心理学関連の領域で作成された尺度（もしくは質問項目）が掲載されている論文のデータベースです。

⓫食品成分データベース（Food Composition Database）

https://fooddb.mext.go.jp/

文部科学省が公表している「日本食品標準成分表（八訂）増補 2023 年」に対応しています。ビタミン、ミネラル等の食品に含まれる栄養成分のデータをデータベースとして整理されていることから、生活習慣病患者の食事療法、食事指導などに活用できます。

2｜国外の Web サイト

❶WHO（World Health Organization）

https://www.who.int/

https://www.who.int/about/who-we-are/regional-offices

世界保健機関の Web サイトです。東南アジア、アメリカ、アフリカ、ヨーロッパなど地域ごとの情報がまとめられており、地域に限定した研究を行う際に活用できます。また、健康研究に関する情報が公開されています。

❷がんに関する Web サイト

[Medscape]

https://www.medscape.com

[The National Cancer Institute]

https://www.cancer.gov/

[OncoLink]

https://www.oncolink.org/

❸その他

［米国議会図書館］

https://www.loc.gov/

［英国図書館］

https://www.bl.uk/

---

3. 歴史的な看護文献を探す時に役立つ資料（冊子体）

　看護分野の研究では、必ずしも常に新しい情報が重要というわけではありません。研究テーマが歴史的なものであれば、文献データベースで提供される以前の冊子体の文献情報が必要になります。ここでは歴史的な看護文献を探す時に役立つ資料を紹介します。冊子体の文献集（過去に出版されたもの）のうち、④最新看護索引、⑤医学中央雑誌はインターネット上の文献データベースで提供されています（45〜46ページ参照）。

1 │ 国内の資料

❶日本看護関係文献集

・調べられる年代：1973〜1978年、1984〜1996年
・編集・発行：林滋子編
　　○第1〜3巻：ジャパン・メディカル・サービス発行
　　○第4〜11巻、第17〜22巻：日本看護協会出版会発行
　　○第23〜29巻：武田メディカル出版部発行
・収録対象：看護・医学関係の雑誌および看護・保健系大学等の紀要

　1973年以降に発行された看護・医学関係の雑誌類のうちから、看護に役立つと考えられる文献を看護の専門家の視点から選び出しまとめられた索引誌です。

❷看護関係雑誌文献目録

・1989年4月から「最新看護索引」
・調べられる年代：1973年4月〜1998年12月
・編集・発行：日本看護協会図書室（現日本看護協会図書館）編、「看護」日本看護協会出版会、第25巻4号〜第50巻12号掲載

　国内で発行された看護および関連領域の雑誌掲載論文を網羅している文献索引誌です。

❸ 看護文献抄録集

・調べられる年代：1974～1976 年
　○ 1974 年：「看護」臨時増刊号（27 巻 13 号）、1975、107 ページ
　　収録誌：13 誌、収録文献数：約 1,000 件
　○ 1975～1976 年：単行書、1979、253 ページ
　　収録誌：17 誌、収録文献数：約 2,650 件
・編集・発行：神奈川県立衛生短期大学看護研究室編、日本看護協会出版会発行

看護関係文献の抄録集です。

❹ 最新看護索引

・編集・発行：日本看護協会図書館
・収録対象：日本看護協会図書館所蔵雑誌より看護文献を選択して収録されており、医学雑誌に掲載された文献は含まない
・調べられる年代：1987～2006 年（年刊版）、1987 年～（Web）
・収録文献数：Web 版 285,685 件（2024 年 2 月現在）
・収録雑誌数：Web 版 941 誌（タイトルチェンジ、休・廃刊、採録中止分も含む）（2024 年 2 月現在）
・更新頻度：月 1 回

　日本看護協会図書館で所蔵する国内発行の看護および周辺領域の雑誌・紀要などに掲載された文献の中から看護の実践・研究・教育に関する文献を集めたデータベースで、日本看護協会が会員への情報サービスを目的に作成した看護全般におよぶ索引誌です。年間版として冊子体で刊行されていました（2006 年に終刊）。

❺ 医学中央雑誌（冊子体）

・調べられる年代：1903～2000 年
・編集・発行：医学中央雑誌刊行会
・収録対象：日本国内発行の医学、薬学、歯科学、看護学、生物科学、獣医学等に関する文献情報

　1903（明治 36）年 3 月に創刊され、100 年余りの長い歴史をもつ、医学および関連領域を幅広く収録した索引誌です。種々の変遷を経て 1983 年 4 月、編集にコンピュータが導入され、1992 年には CD-ROM 版が、2000 年からは Web 版が提供されています。

　冊子体は CD-ROM 版、Web 版の提供に伴い、月刊での刊行は 2000 年 12 月、年間集積版も 2006 年 2 月をもって終刊となりました。また、CD-ROM 版のサービスは 2006 年 3 月で終了しています。

2 | 国外の資料

❶CINAHL

・発行：Glendale Adventist Medical Center, CINAHL Information Systems
・収録対象：看護および保健関連分野の雑誌、図書、パンフレット
・更新頻度：季刊
・収録雑誌数：5,000誌（2004年）

　欧米を中心に看護学および allied health 分野の学術誌のインデックス情報を収録しており、収録されたコンテンツは看護、生物医学、保健図書館学、代替/補完医学、コンシューマヘルスなど、17の医療関連分野を含む幅広いトピックをカバーしています。冊子体、CD-ROM版、さらに前述（47ページ）のとおり Web 版としても提供されており、ここでは冊子体について紹介します。

　1961年に1956年から1960年までの5年分が annual にまとめられ、Vol. 1〜5 の出版に始まり、1964年の 1st ed. が絶版になったのを機に5年分を通してインデックスする形式の Vol. 1〜5（2nd ed.）が刊行されました。以降、Vol. 12〜13の2年分が1969年に発行された以外は毎年1巻ずつ刊行されています。Vol. 1〜21までの名称は Cumulative Index to Nursing Literature（CINL）でしたが、1977年に保健医療領域が加わり、現在の名称となりました。

C O L U M N

PubMed Central（PMC）

　PubMed Central は MEDLINE を管理・運用しているアメリカ国立医学図書館（NLM）の1部門として設立されたアメリカ国立生物工学情報センター（NCBI）が管理・運用している、一次情報データベースのオープンアクセスオンライン論文アーカイブです。1999年に当時の NCBI 所長のハロルド・ヴァーマス氏により PubMed Central がつくられ、2000年2月からサービスを開始しました。現在収録されている論文数は330万件以上となっています。

　PubMed Central は、MEDLINE や PubMed のような一次情報データベースではなく、二次情報データベースとしてジャーナルを収録しているため、オンラインジャーナル化を実現できるようになっています。また、MEDLINE 収録誌であればさらに MEDLINE にも登録されます。そして PubMed Central にジャーナルを掲載すると PubMed の検索対象にも含まれるため、論文の閲覧機会が多くなります。

　さて、この PubMed Central の名称にはサービス名の PubMed が付いており本家の PubMed との違いが分かりづらく、PubMed との混同を避けるため、2012年8月に NLM が PubMed Central の名称を PMC に変更すると発表しました（https://pmc.ncbi.nlm.nih.gov）。

3

Webサイトの信頼性と情報リテラシー

1. Webサイトの信頼性

1 │ 文献データベースと検索エンジンによる検索の違い

　私たちはインターネットで Google や Yahoo! などの検索エンジンを用い、キーワードを入力し、Web サイトから簡単かつ大量に情報を入手することができます。しかし、専門機関が作成した内容の信頼性が担保されている文献データベースとは異なり、無料で検索できる Web サイトの情報は、そのすべてが正確というわけではありません。

　Google や Yahoo! などの検索エンジンを提供する会社では免責事項について記載されているページがあり、情報の信頼性に対する注意を促しています。たとえば、Google ヘルプセンターにおける免責事項の説明では、下記のように明記されています[1]。

　Google 検索における公共データの検索機能により表示されるデータは、各データの提供者である該当のサードパーティから提供されるものです。Google はこのデータを作成すること、その正確性を保証することはありません。また、この提供者によるデータが最新のものであることを保証することもありません。これらのデータの多くまたはすべてはその性質上、概算の値である、もしくは不正確な値が含まれる場合があります。また、データの提供者または Google によりデータに過誤のある場合があります。Google で使用する国や地域の名前は提供者による元のデータと異なる場合があります。

　Google は、（A）いかなるデータの正確性、妥当性、完全性を保証するものではなく、（B）提供するデータの過誤、欠落、その他の瑕疵、遅延もしくは中断について責任を一切負わず、また、データに依拠して行われた行為に関する責任を一切負いません。Google およびいかなる情報提供者も、提供するデータの使用により発生するいかなる損害に対しても責任を負いません。

　無料で検索できる Web サイトの情報を使用する際には、出力された情報を吟味し、評価する力（情報リテラシー）が必要となります。簡単に情報を入手

することができても、古い情報が含まれていることもあり、古い文献にある情報による医療過誤に繋がることもあります。

すべての情報は書いた人の主観が入っているためバイアスがかかっていることを、常に意識する必要があります。そのため、信頼できるWebサイトの選び方に留意することが重要です。

2 | Googleの信頼性

Googleには、大学や政府の期間が公開している雑誌論文や多くの図書館の蔵書がデジタル化され、登録されています。しかし、Googleは広告料収入により運営されている検索エンジンであり、検索結果で上部に表示される情報はGoogleが設定したシステムにより優先順位がつけられていることを理解しておくことが必要です。また、前述した内容を踏まえ正しい認識のもとで利用することが求められます。

3 | Wikipediaの信頼性

Wikipediaは誰もが匿名で編集することができるWebサイトです。大まかな内容がわかる情報を調べるにはとても便利です。手がかりとなる情報を入手した後は、必ず図書や雑誌論文などにあたり、正確な情報を得ることが必要です。言うまでもなく、引用文献として適切ではありません。

2. 情報リテラシー

学術情報の探索には情報リテラシーが必要とされており、とくに以下のような能力が求められています[2]。

- ・必要な情報の範囲を確定する
- ・必要な情報に効果的かつ効率的にアクセスする
- ・情報と情報源を批判的に評価する
- ・選び出した情報を個人の知識基盤のなかに組み入れる
- ・特定の目的を達成するために情報を効果的に利用する
- ・情報利用をめぐる経済的、法的、社会的問題を理解し、倫理的、合法的に情報にアクセスし、利用する

3. Webサイトの信頼性を評価するためのスキル

私たちは現代における日々の生活の中で、パソコンやタブレット、スマー

トフォンを通してインターネットを活用し、関心がある調べたい情報を簡単に入手することができます。しかし、玉石混交の情報源の中から正確かつ的確な情報収集を行うためには、情報源の性格を把握するとともに、以下に示すような Web サイトの信頼性を評価するためのスキルが求められます[3-4]。

正確さ（Accuracy）
　　記事は正確に表現されているか。誤字や、不適切な表現はないか。内容は評価されているか。
権威（Authority）
　　作成主体は、学協会、政府機関、大学、研究所、非営利団体などか、それとも営利団体か。サイト上に製作機関名、連絡先は記載されているか。著者名は明記され、その所属機関は信頼できるか。
客観性（Objectivity）
　　偏向のない内容であるか。
現在性・タイムリネス（Currency or Timeliness）
　　サイトの記事の作成日付や更新日が記載されているか。また、記事内容の更新が適切に行われているか。
収録範囲（Coverage）
　　どのような利用者を対象にして作成されているか。
利用しやすさ（User Friendliness）
　　デザインやリンク、サイト内の検索システムはうまく作成されているか。

　また、国内では、一般社団法人日本インターネット医療協議会が医療情報サイトの評価に取り組んでいます[5]。

1　情報提供の主体が明確なサイトの情報を利用する
2　営利性のない情報を利用する
3　客観的な裏付けがある科学的な情報を利用する
4　公共の医療機関、公的研究機関により提供される医療情報を主に利用する
5　常に新しい情報を利用する
6　複数の情報源を比較検討する
7　情報の利用は自己責任が原則
8　疑問があれば専門家のアドバイスを求める
9　情報利用の結果を冷静に判断する
10　トラブルに遭った時は専門家に相談する

引用文献

1）Google：Google ヘルプセンター.〈https://www.google.co.jp/help/public_data_disclaimer.html〉
2）American Library Association 編, 野末俊比古訳, 魚住英子, 小島勢子改訳：高等教育のための情報リテラシー能力基準.〈https://www.ala.org/sites/default/files/acrl/content/standards/InfoLiteracy-Japanese.pdf〉
3）山崎茂明, 六本木淑恵：看護研究のための文献検索ガイド 第 4 版増補版, 日本看護協会出版会, 2010, p.65
4）Thede LQ：Informatics and Nursing：Opportunities & Challenges, Lippincott Williams & Wilkins, Philadelphia, 2003.
5）一般社団法人日本インターネット医療協議会：インターネット上の医療情報の利用の手引き.〈https://jima.or.jp/riyoutebiki/〉

4

文献の入手方法

　文献検索を行った結果ヒットした文献、または論文の参考文献リストに掲載されている文献を入手するには、図書館で所蔵する冊子体雑誌や電子ジャーナル、オープンアクセスジャーナルの閲覧、および個人向け文献送信サービスを利用して入手する方法があります。図書館でILL（interlibrary loan）サービスを利用することもできます（3章7参照）。

1. 電子ジャーナル

　電子ジャーナルとは、雑誌に掲載された論文や記事などが電子化されてインターネット上で閲覧できるものを指します。オンラインジャーナル、EJ（electric journal）とも呼ばれます。近年はオープンアクセス（3章6参照）により論文などの研究成果をインターネット上で誰でも無料で閲覧できるようになっています。

❶メディカルオンライン（Medical*Online）

https://www.medicalonline.jp/

（提供元：株式会社メテオ）

医学文献の検索全文閲覧をはじめ、医薬品・医療機器・医療関連サービスの情報を幅広く提供している会員制の医学・医療の総合サイトです。

❷J-STAGE（科学技術情報発信・流通総合システム）

https://www.jstage.jst.go.jp/

（提供元：国立研究開発法人科学技術振興機構（JST））

　国立研究開発法人科学技術振興機構が運営する電子ジャーナルプラットフォームです。J-STAGE は、国内で発表される科学技術（人文科学・社会科学を含む）情報の迅速な流通と国際情報発信力の強化、オープンアクセスの推進を目指して、学協会や研究機関等における科学技術刊行物の発行を支援しています。J-STAGE で公開されている記事のほとんどは、パソコンやタブレッ

ト、スマートフォンを利用して、世界中から誰もが閲覧できます。無料のアカウントサービス「My J-STAGE」に登録すると、検索条件の保存やお気に入りの資料について最新号発行の通知を受け取ることができます。J-STAGEで公開されている資料の種別は、大きく分けてジャーナル、研究報告、解説誌・一般情報誌、その他学術誌、調査資料や統計資料などがあります。

また、分野は自然科学から人文・社会科学、さらに学際領域といった幅広い分野の資料を公開しており、基礎科学系、ライフ系、医学・保健衛生系、工学系、学際科学系、人文・社会科学系に分かれています。

2. 個人向け文献送信サービス

医中誌 Web や PubMed に収載されている文献には、インターネット上で入手できる無料・有料のオンラインジャーナルと、印刷物の冊子体で出版されているものがあります。

入手方法は所属機関により異なります。また、機関に所属していなくても閲覧できるオンラインジャーナルがあり、論文単位で購読できるものもありますが、ここでは個人が雑誌論文や図書のページの一部を複写で取り寄せることができる無料・有料の文献複写サービスについて紹介します。

1 │ 無料のサービス

❶ 国立国会図書館サーチ

https://ndlsearch.ndl.go.jp/
（提供元：国立国会図書館）

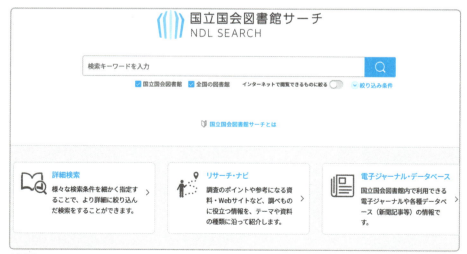

［出典］https://ndlsearch.ndl.go.jp

国立国会図書館は、従来の2つのウェブサービス「国立国会図書館検索・申込オンラインサービス（国立国会図書館オンライン）」および「国立国会図書館サーチ」を統合・リニューアルし、2024年1月に新たなウェブサービス「国立国会図書館サーチ」として公開しています。

　同サービスでは国立国会図書館の所蔵資料やデジタル資料の検索、閲覧やコピーの申し込みなどのサービスが利用できます。また、国立国会図書館とデータ連携している全国の図書館の所蔵資料を検索できます。資料の一部は、コピーを郵送で取り寄せる「遠隔複写」を行うことができます（有料、利用者登録が必要）[1]。

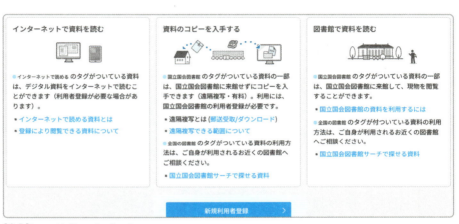

［出典］https://ndlsearch.ndl.go.jp

2｜有料のサービス

❶ 医中誌 Web DDS（ドキュメントデリバリーサービス）

　https://www.jamas.or.jp/service/copy/dds.html
　（提供元：NPO法人医学中央雑誌刊行会）

　株式会社サンメディアと医学中央雑誌刊行会が提携し、医中誌 Web ユーザーに向けて提供する文献複写サービスです。医中誌 Web で検索した文献を、検索に引き続きインターネット上でオーダーすることができます。

　なお、1983年以前の「OLD医中誌データ」はオーダー対象外です。サービス利用には株式会社サンメディアのユーザー登録が必要です。

❷ ARROW（ドキュメントデリバリーサービス）

　https://www.sunmedia.co.jp/document-delivery-service/
　（提供元：株式会社サンメディア）

　世界各国の図書館を軸としたネットワークを使い、医学、薬学、理工学系を中心に、文献のコピーの取り寄せサービスを提供しています。利用にはユーザー登録が必要です。

❸一般社団法人国際医学情報センター（IMIC）

https://www.imic.or.jp/services/copy.html
（提供元：一般社団法人国際医学情報センター）

　医学分野の学術雑誌だけでなく、各種学会や研究会の抄録・プログラム集、単行本などの広範な資料に掲載された文献のコピーを取り寄せることができます。利用にはユーザー登録が必要です。

引用文献
1）国立国会図書館：遠隔複写サービス．〈https://www.ndl.go.jp/jp/copy/remote/index.html〉

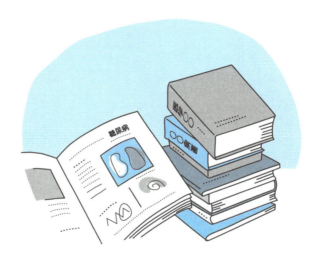

COLUMN

Medical Subject Heading（MeSH）

　MeSHとは、Medical Subject Headingsの略で、アメリカ国立医学図書館（NLM）が作成している医学用語集（シソーラス）です（3章11参照）。
　MeSHは索引誌Index Medicusの見出し語として、用語間に同義語関係、上位語・下位語の階層関係、関連関係を示した統制語リストとして体系化されています。PubMedのデータには文献内容を表すMeSH用語が付与されており、疾患、化学物質など16のカテゴリーに分かれた階層構造になっていることが特徴です。

5

論文の投稿

1. 論文が雑誌に掲載されるまでの流れ

論文が雑誌に掲載されるまでの流れは以下の①〜④のとおりです。

①投稿（学術雑誌、学会誌などへ）
②編集部による投稿規定に基づく審査
③論文審査（複数の査読者による査読）
④論文掲載（受理）の可否を決定

なお、国際的に認められている投稿規定としては国際医学雑誌編集者会議
（International Committee of Medical Journal Editors；ICMJE）があります。

http://www.icmje.org/recommendations

2. 査読システム

学術雑誌では、投稿された論文内容を査読者（referee）が審査し、当該雑誌に掲載の可否を判定する制度、つまり査読（peer review）によって掲載されている論文の質を評価する仕組みがあります[1]。

論文が不採択になる主な理由として以下のことが挙げられます。

- 研究の新規性に欠ける（先行研究の確認が不十分である）。
- 論文の記述内容に誤りがあり、信頼性に欠ける（誤字、脱字や参考文献の書誌情報の記載の誤りなどがあり正確性に欠ける）。
- 同様の論文がすでにほかの学術雑誌に発表されている。

研究を行う時は事前の文献探索や文献データベース検索による文献調査および確認を十分に行い、投稿した論文が無事に採択されることを目指しましょう。

3. 投稿に関する注意点

1 | 学位論文の出版と公開

オープンアクセス（3章6参照）に限らず、学位論文を出版する場合は、所属する大学の担当部署や図書館に相談してみましょう。博士論文は原則として学位取得後1年以内に大学の学術機関リポジトリ等を使ってインターネット上で全文公開することになっています。学位取得後に雑誌論文、あるいは著書として研究成果を出版することを考えている場合、投稿先によってはリポジトリでの公開より先に出版する必要があることもあります。投稿などやむを得ない理由がある場合、リポジトリ等での論文全文公開を延期する手続きができることもあるので、所属する大学の規則と手続きを確認することが大切です。担当部署について、学位論文の提出までは教務に関する部署が担当し、公表に関しては図書館が担当するなど、複数部署にまたがっている場合もあります。二重投稿（10ページ参照）などにならないよう慎重な確認が必要です。

2 | 粗悪学術誌（ハゲタカジャーナル）

オープンアクセスジャーナルのなかで、査読が行われず、著者からのAPC（論文掲載料）による高額な収入を目的としている粗悪学術誌のことを通称「ハゲタカジャーナル」と呼びます。論文が雑誌に掲載された実績にはなりますが、学術雑誌としての評価はされておらず、研究者としての信頼性を損ない、ほかの雑誌への掲載が難しくなります。また、競争的な研究費の獲得が難しくなる可能性もあるので注意が必要です。

ハゲタカジャーナルは、投稿者を集めるためにさまざまな勧誘活動を行っています。実際にあった例として、国際学会等で発表した直後に「あなたの論文に興味があるので、われわれの雑誌に掲載しませんか」という勧誘メールが届くこともあるようです。投稿を決める前に、慎重に投稿先を検討する必要があります。世界中の学術雑誌の論文情報から論文の引用数を調べられる「Web of Science」の収録雑誌リストなど評価の高いデータベースで確認する、健全性チェックリストとして学術出版関係団体が作成する「Think.Check.Submit」で確認することが必要です。

https://thinkchecksubmit.org/

4. 著作権

　図書や雑誌に掲載された論文、またはインターネット上の情報には著作権があり、最初に文章や創作物を発表した人（著作者）に対し、著作権法により「著作権」が与えられます。

　研究発表や論文では、先行研究を行った人の論文等を参考または引用する場合は出典を明記します（10ページ参照）。論文の本文中で引用した文献は「引用文献」、参考にした場合は「参考文献」と論文の終わりに表記します。これにより、どれが先人の業績で、どれが自分の考えなのかを明確にすることができます。

　引用文献や参考文献は研究論文を作成する上で重要な構成要素のひとつです。また、他の論文に掲載されている写真や画像、図表を自分の論文に使用する場合は著作権者の許諾が必須となります。

1 ｜ クリエイティブ・コモンズ（Creative Commons）

　https://creativecommons.jp/licenses/

　クリエイティブ・コモンズ（Creative Commons）は、クリエイティブ・コモンズ・ライセンス（CCライセンス）を提供している国際的非営利組織とそのプロジェクトの総称です[2]。CCライセンスとはインターネット時代のための新しい著作権ルールで、作品を公開する作者が「この条件を守れば私の作品を自由に使って構いません」という意思表示をするためのツールです（図2）。

　CCライセンスを利用することで、作者は著作権を保持したまま作品を自由に流通させることができ、受け手はライセンス条件の範囲内で再配布やリミックスなどをすることができます。

　CCライセンスはBY（表示）、NC（非営利）、改変禁止（ND）、継承（SA）の4つの基本要素から成り立っており、①CC-BY（表示）、②CC-BY-SA（表示―継承）、③CC-BY-ND（表示―改変禁止）、④CC-BY-NC（表示―非営利）、⑤CC-

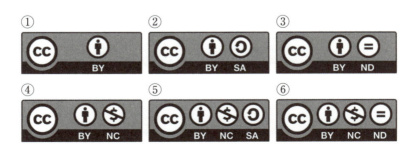

図2　CCライセンスの各マーク

BY-NC-SA（表示─非営利─継承）、⑥CC-BY-NC-ND（表示─非営利─改変禁止）の6種類のライセンス形態を定義しています。

⑥CC-BY-NC-ND ライセンスは③CC-BY-ND に NC（非営利）が追加されたもので、日本語で「表示─非営利─改変禁止」と呼ばれます。このライセンスは CC ライセンスの中で最も厳しいものであり、BY（表示）に基づいてクレジット表示をする限り著作物のダウンロードや共有が許可されますが、改変や商用利用をすることはできません。

C O L U M N

AIを活用して論文を見つける[3-4]

「JDream SR」は、グローバルな医学薬学文献情報および海外治験情報の信頼性の高いビッグデータから、自然言語処理 AI により薬剤、疾患、遺伝子変異、アウトカム指標等の関係を調査・解析できるサービスです。

AI が論文ビッグデータを解析し、目的・疾患と医薬品などの関係性を反映して抽出します。簡単な条件入力だけで、あとは AI が精度の高い検索を実行します。必要な論文に速やかにたどり着けるため、収集・解析作業の負担が軽減できます。解析対象とする論文ビッグデータは、国内外の医学薬学文献・論文情報を収録するデータベース「JDream Ⅲ」や「MEDLINE」といった信頼できる情報源からエビデンスデータを抽出します。

引用文献
1）日本図書館情報学会用語辞典編集委員会編：図書館情報学用語辞典第5版．丸善出版, 2020, p.86.
2）クリエイティブ・コモンズ・ジャパン：クリエイティブ・コモンズ・ライセンスとは．〈https://creativecommons.jp/licenses/〉
3）株式会社ジー・サーチ：JDream SR.〈https://solution-info.g-search.jp/sr/sr-solution〉
4）株式会社ジー・サーチ：JDream SR.〈https://www.g-search.jp/service/jdream-sr/〉

参考文献（3章 1～5）
・山崎茂明, 六本木淑恵：看護研究のための文献検索ガイド, 日本看護協会出版会, 2013.
・富田美加, 松本直子：看護にいかす文献検索入門, 中央法規出版, 2021.
・佐藤淑子, 和田佳代子：看護師のための Web 検索・文献検索入門, 医学書院, 2018.

6

オープンアクセス

オープンアクセス（open access；OA）とは、研究成果がインターネット上で公開され、すべての人が経済的、技術的な障壁なく利用できるようになることを指し、論文の OA 化とは、学術雑誌などに掲載された論文を誰でもインターネットから制約なくアクセスし入手できるようにすることを指します。また、OA の論文を掲載する学術雑誌をオープンアクセス・ジャーナル（OA誌）といいます。

2025 年度より、新規公募される公的資金による競争的研究費の受給者に対して、学術論文および根拠データの学術雑誌への掲載後、即時に機関リポジトリ等の情報基盤へ掲載（即時 OA）することが義務付けられる方針で進んでいます（2025 年 2 月現在）。即時 OA の対象となるのは査読付き学術論文や根拠データです。根拠データとは掲載電子ジャーナルの執筆要領や出版規定等において、透明性や再現性確保の観点から必要とされ、公表が求められる研究データです。この方針は、「統合イノベーション戦略 2023」に基づき、2023年 5 月に閣議決定されました[1]。

ここでは、研究者が自身の論文を OA に投稿する際に知っておくべき情報を紹介します。

1. オープンアクセスの主な提供機関・システム

主な OA 誌の提供機関・システムには、CiNii Research（国立情報学研究所）（46 ページ参照）や J-STAGE（国立研究開発法人科学技術振興機構）があります。

J-STAGE は、①記事への無料アクセス、②改変や再配布等の二次利用を認める範囲の明記からなる OA を推進しています。J-STAGE で公開されている 9 割以上の記事は、無料で閲覧することができます。また、CC ライセンスを表示している記事は、そのライセンス条件下において二次利用が可能です[2]。

そのほかの提供機関・システムには以下のものがあります。

[**BioMed Plus**]

https://biomedplus.us/

[**HiWire Press**]

https://www.highwirepress.com/

[**Public Library of Science（PLoS）**]

https://plos.org/

[**PubMed Central（PMC）／PubMed Plus**]

https://www.ncbi.nlm.nih.gov/pmc/

[**Research Gate**]

https://www.researchgate.net/

2. オープンアクセスの種類

　OA は①ゴールド OA、②グリーン OA、③ブロンズ OA、④ダイヤモンド OA に分けられます。所属機関によっては OA 誌掲載料（article processing charge；APC）の支援・免除・割引により論文を OA とすることができます。

❶ゴールド OA

　既存の出版社が OA 誌を発行し、論文著者から APC を徴収するなど、出版社が主導する OA をゴールド OA と呼びます。掲載論文すべてが OA であるものをフル OA 誌、購読誌に掲載された論文のうち著者が追加料金（APC）を支払うことでその論文のみ OA となるものをハイブリッド OA と呼びます。

❷グリーン OA

　大学などが運営する機関リポジトリや分野ごとの主題リポジトリなどに掲載・公開する方法をグリーン OA と呼びます。機関リポジトリの場合は、大学図書館などが運営するリポジトリに論文原稿（著者版）を登録すれば、掲載料なしで公開することができます。ただし、公開の条件として出版社による制限（ジャーナル上のレイアウトされた原稿ではなく著者が持つ最終版原稿のみ公開可能、または一定期間のエンバーゴを経た後など、制限は出版社によって異なる）や、共著者の同意などが必要となります。

　また、Open policy finder（後述）を活用して出版社の論文利用条件・著作権規定などを調べることができます。研究者自らが自著論文をリポジトリなどに登録（セルフアーカイブ）し、無料で公開する方法もグリーン OA に含まれます。

❸ブロンズOA

出版社のWebサイトで無料閲覧できる学術論文ですが、再利用の条件などが明記されていない状態です。公開が一時的な論文も多いといわれています。

❹ダイヤモンドOA

研究機関や学会が費用を負担することで、読者・著者の双方に金銭的な負担を課さないOAです。

3. 論文をオープンアクセスにするには

著者が論文をOAに投稿する際には、投稿先のジャーナル・単行書のセルフアーカイブに関する条件を確認すること、また、研究助成機関のOAポリシーを確認することが必要です。英国のJoint Information Systems Committee（Jisc）が公開しているOpen policy finder（https://openpolicyfinder.jisc.ac.uk/）では、出版社のOAポリシーを集約・分析し、学術ジャーナルごとにセルフアーカイブの許諾条件・権利条件などの概要を提供しています[3]。

論文の投稿先を決める際には、自分の研究分野にどのような雑誌があるかを調べます。投稿先として検討中の雑誌がOAに対応しているかどうかは、各雑誌のWebサイトで調べることができます。また、DOAJ（Directory of Open Access Journals、https://doaj.org/）では、タイトル、分野、出版社名などでフルOAジャーナルの情報をまとめて調べることができます。

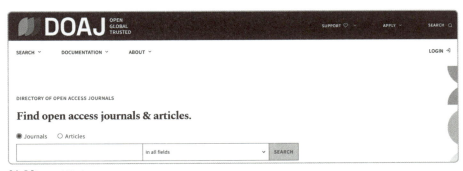

［出典］https://doaj.org

引用文献

1）文部科学省：2.学術情報発信・流通の推進.〈https://www.mext.go.jp/b_menu/shingi/gijyutu/gijyutu4/toushin/attach/1283003.htm〉
2）国立研究開発法人科学技術振興機構：J-STAGE, J-STAGE の概要.〈https://www.jstage.jst.go.jp/static/pages/JstageOverview/-char/ja〉
3）国立国会図書館：カレントアウェアネス・ポータル, 英・Jisc, Sherpa Romeo・Sherpa Juliet・Sherpa Fact を統合した新プラットフォーム"open policy finder"を公開.〈https://current.ndl.go.jp/car/229270〉

ある日の図書館カウンター

　講義終了後、認定看護師研修センターの研修生の方から「どこに原著論文があるの？」と問われました。「どのようなテーマに関する原著論文を探しているのですか？」と確認すると、「とにかく原著論文を探しているの」とつぶやかれました。「原著論文は論文の種類のひとつであり、研究テーマに関する文献の中から原著論文を探していく流れですが……」と伝えるとうなずかれ、これからは情報探索の知識を臨床研究に活かしてくれるのではないかと感じました。

　看護職の皆さんとの数々のコミュニケーションが、このたびの執筆につながりました。

（平　紀子）

7

図書館の活用

　図書館には自宅や職場の近くにある公共図書館、または職場内にある図書館（図書室）など、さまざまなタイプがあります。ここでは、職場内の図書館の活用法について紹介します。

1. 図書館の活用法

　図書館は、主に以下のように活用できます。

　①作業を行う場所として
　②資料を探し、閲覧・貸出する場所として
　③図書館司書へ相談する場所として

　図書館には閲覧席やコピー機などの設備のほかにも、無線 LAN や自由に利用できるパソコンなどがあるかもしれません。集中して資料や論文をまとめたい時など、図書館は日常業務を離れて作業するのに適した場所です。
　図書館には、雑誌や図書はもちろん、辞書や大きな地図など、さまざまな資料が揃っています。最近は電子媒体になっているものも多く、実際に図書館に行かなくてもモバイル端末などで利用できる資料も増えてきました。そのような利用でも、「電子図書館」ともいうべき図書館のホームページから利用すると、最新のお知らせを見たり、目的の資料を探したりしやすいでしょう。資料を探す時は、OPAC（オンライン目録、online public access catalog）を利用します。あらかじめ調べてから図書館に行ってもよいですし、図書館で司書に聞きながら調べることもできます。
　図書館で働く職員の多くは、司書と呼ばれる「情報の専門家」です。具体的に利用したい資料や閲覧したい論文があれば、司書に場所を聞いてみましょう。本書で解説している文献データベースの使い方や文献の整理の方法など

についても相談できます。司書はカウンターにいてもさまざまな業務を行っていて、忙しそうに見えて話しかけづらいかもしれませんが、利用者のサポートも大切な業務です（そのためにカウンターにいる）ので、わからないことは遠慮なく何でも聞いてみましょう。

2. そのほかの活用例

インターネット上にはさまざまな情報がありますが、所属先の大学や病院で契約している文献データベースや情報ツールがあれば、それらのほうが信頼性は高いです。そのような情報ツールをリモートアクセスで自宅などから利用することができるかもしれませんので、司書に聞いてみましょう。

所属先の大学や病院で契約していない雑誌の論文が必要な時は、ILL（interlibrary loan）サービスを利用すると、他機関の図書館からコピーを取り寄せることができます。また、「利用願」という図書館間の相互利用のための書類を作成してもらい、他機関の図書館で直接閲覧できる場合もあるので、司書に聞いてみましょう。

自身が卒業した大学や学校では、卒業生に対するデータベースの代行検索や文献送付サービスなどを行っている場合もあります。

国立国会図書館では、永田町まで行かなくてもコピーを送ってくれる「遠隔複写サービス」[1]があります。また、日本看護協会の会員なら、有料でコピーを送ってくれます[2]（59ページ参照）。

引用文献
1）国立国会図書館：遠隔複写サービス．〈https://www.ndl.go.jp/jp/copy/remote/index.html〉
2）日本看護協会：図書館に関するよくあるご質問．〈https://www.nurse.or.jp/nursing/library/faq/index.html〉

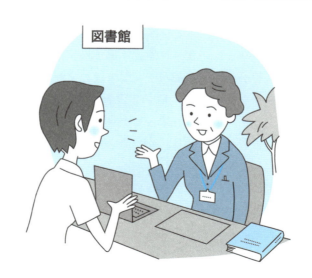

8

文献検索のための基礎知識
①検索用キーワードの設定

　文献検索をしようと思った時、まず何をしますか？　医中誌 Web で日本語の論文を探しますか、あるいは PubMed で世界中の論文を探しますか？

　医中誌 Web や PubMed といった文献データベースにはとても便利な仕組みがあり、適当に思いついた言葉で検索しても関連する文献を検索でき、それなりによい具合に結果を出してくれます。それでも思ったように文献を見つけることができないとき、あるいは自分なりの検索方法でよいのか迷うときに有効な基礎知識を紹介します。

1. 探したいことを言葉にする

　文献検索のステップは、クリニカルクエスチョン（CQ）を基にして探索計画を立てるところから始まります。探索計画でまず決めるのは、①自分が探したいことは何か、②どんな言葉で調べたらよいか─の 2 つです。

　最初に頭の中にある「こんなことを調べたい」という考えを書き出してみましょう。なぜそのことに関心を持ったのか、きっかけとなった出来事や情報はあるのか、いつ/どこで/誰が/何のために/何をするのか─。もし仮説があるなら、それを言葉にして書き出します。書き出すことで自分の考えがまとまり、足りない情報や、調べる前に確認すべき事柄に気が付きやすくなります。次に、書き出したことを、たとえば図 3 のように検索できる言葉（キーワード）にしてみましょう。探したいことをキーワードにしていく作業では、自分が考えていることをほかの人がどのような言葉で表現しているのかを知るための「言葉集め」をしましょう。インターネットで探すのもよいですし、探したいことが載っていそうな雑誌や関連図書を図書館でめくってみましょう。

　自分が探したいことを表現する言葉は 1 つとは限りません。置き換えられる言葉を見つけておくことが、検索の準備では大切な作業です。言葉をいくつか見つけられたら、試しに文献データベースで検索してみましょう。検索

調べたいことは？（CQ）	医療従事者のストレスについての対策
調べようと思ったきっかけは？	以前から「自分や周りにストレスをためている人が多い」という思いを持っていたところに、「コロナ禍の病院で勤務する医療従事者にはストレスが大きく、大変であった」というニュースを見た。ストレスをためているのは自分の周囲だけではないことに気づき、課題や対応策について関心を持った。
医療従事者とは具体的にどこの誰？	急性期病院で働く看護師を対象に考えたい。場合によっては助産師も対象とする。文献が少なければ医師やコメディカルも対象として含める。
対象者はどんな言葉で表される？	看護師、看護職、看護スタッフ、スタッフナースなど。
コロナ禍とはどのような状況？ ほかの感染症が蔓延している状況も含める？	……

図3　キーワードの考え方の一例

結果に出てきた論文を読むことで、さらに「言葉集め」ができます。

　この過程で探したいことが練られ、場合によってはテーマが変わるかもしれません。この段階の文献検索は、文献を探すための検索というよりその手前の、探したいことの枠組みを作っていく準備のための検索です。すべてをきっちりと整理できなくても問題ありません。全体の解像度を徐々に上げていくイメージで作業を行いましょう（図4）。

1 ｜ 検索は慌てずじっくりと

　探索計画を立てる際、すべてきっちりと整理してから検索しようとすると途中で行き詰まってしまうかもしれません。整理のヒントを得るため、インターネットなどで探したいことを検索し、ほかの人が書いた文章を見てみるなどして、自分の疑問を整理する手がかりを得ましょう。

　検索は、順序通りで一方通行の道のりではありません。図2中の「お試し検索」とは、見つけたキーワードで検索を試し、検索結果を見てキーワードを再考し、再度新たなキーワードで検索を試すことを指します。行ったり来たり迷いながら、探すことを洗練していきます。

　検索を一度で終わらせようとする必要はありません。「自分が探していることはどのようなことで、どのような言葉で検索できるのか」を見つけるために、言葉を集め、言葉を変えながら検索し、検索結果に出てきた論文を読

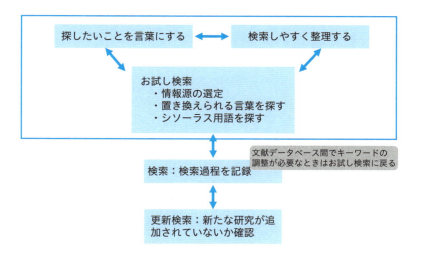

図4 探索計画の立て方

み、気になる表現があったら確認し、検索用キーワードとして追加するかどうか、あるいは置き換えるかどうかを判断します。自分が探したいことと表現される言葉を結び付けるのは地味で時間がかかりますが、とても大事な作業です。

　文献検索で使うキーワードはまさに「カギとなる言葉」です。文献データベースの中に論文があってもカギが合わないと検索結果に出てきません。自分が探したいこと、そして検索に使う文献データベースに合ったキーワードを探すために、慌てずじっくりと取り組みましょう。

　自分が探したいことをどのような言葉で探したらよいのか迷う場合は、医中誌Webの「ゆるふわ検索」が便利です。手元にある論文や、Webサイトで見つけた文章など、自分が探したいことに近い文章を検索ボックスに入力すると、それに関連した論文を検索できます。

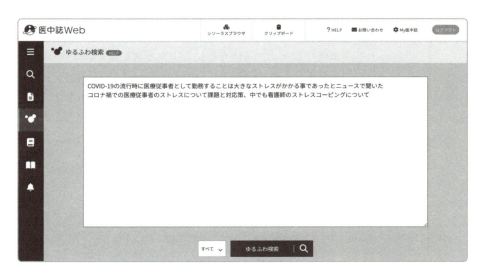

2. 検索しやすいように整理する

　自分が探したいことを言葉にできたら、それを検索しやすいように検索用のキーワードにして整理しましょう。表形式で整理すると後々便利です。探すことを縦方向に置き、それに対応する検索用キーワードを横方向に入れていきます。置き換えられる言葉は同じマス目に入れましょう。

探すこと	検索用キーワード
コロナ禍	コロナ禍 COVID-19

　検索用キーワードを検索しやすいように整理する際は、問いを整理するフレームワーク（枠組み、2章3、4章3参照）を基にします。ここでは、その中からPICO/PECO/PCC/PSを使って整理する方法を紹介します。

　整理する際のコツは、自分が探したいことは詳細に決めたうえで、検索用キーワードに置き換える際に「できるだけシンプルに」、自分が探したいことを含む「より大きな範囲を対象とする言葉で」探すことです。シンプルな言葉で探すと文献はたくさん見つかります。その中から必要な文献を取捨選択するために、自分が探したい/除外したいことの基準をしっかりと持っておくことが大切です。

1 ｜ キーワード整理のフレームワーク① : PICO/PECO

> 🔍 パパママ教室に参加していたプレママから次のような相談を受けました。「今ちょっと仕事が忙しくて、あともうひと頑張りという時に栄養ドリンクやコーヒーを飲むことがあります。『カフェインは摂らないほうがいいんじゃない』と周りから言われることもありますが、インターネットで『1日あたりコーヒー3杯くらいまでなら大丈夫』と書いてあるのを見たことがあります。やっぱりまずいでしょうか？」

　上記のトピックを整理してみましょう。探したいことは「妊娠期にカフェインを多く摂取することの影響（あるいは影響がないこと）について」です。このような場合はPICO/PECOのフレームワークで整理ができそうです。

　P（対象者）はプレママです。E（曝露）は栄養ドリンク、コーヒーなどのカフェイン、C（比較）は「カフェインを摂取しない」あるいは「コーヒーを1日3杯くらいに控える」でしょうか。そしてO（アウトカム）は明確になっていません。たとえばこれをPICO/PECO（ここではPECO）の枠に当てはめて検索

用キーワードにすると、次のようになります。

フレームワーク	探すこと	検索用キーワード
対象者 Population	パパママ教室に参加していたプレママ	プレママ 妊婦
曝露 Exposure	栄養ドリンクやコーヒーを飲む	カフェイン 栄養ドリンク コーヒー
比較 Comparison	カフェインを摂らない コーヒーは1日3杯までなら大丈夫	
アウトカム Outcome	妊娠への悪影響	

　フレームワークの1つ目であるP（対象者）について、情報を必要としているのは「パパママ教室に参加していたプレママ」ですが、カフェイン摂取による影響と「パパママ教室への参加」は関連しないと思われます。探したいことを検索用キーワードに置き換えるときは前述のように「できるだけシンプルに」「より大きな範囲を対象とする言葉で」検索するという原則から、検索条件として「パパママ教室への参加」は設定せず、検索用キーワードにはシンプルに「プレママ」あるいは「妊婦」とします。

　次のE（曝露）のキーワードは、「栄養ドリンク」「コーヒー」と言葉にしています。このまま検索用キーワードとして使ってもよいのですが、知りたいのはカフェインの摂取（あるいは摂取量）なので、キーワードに「カフェイン」を追加しましょう。あわせて「栄養ドリンク」「コーヒー」といった具体例を入れてもよいでしょう。

　C（比較）のキーワードは、別の何かと比較する必要がある場合は検索用キーワードを設定しますが、この例のように曝露がない（控える）という場合は検索しないほうがよいでしょう。検索条件が増えるほど結果を絞り込みすぎてしまうため、使わなくてもよい（指定しなくても検索結果にすでに含まれている可能性が高い）場合は検索用キーワードには設定しないほうがよいでしょう。

　最後に、O（アウトカム）の検索用キーワードについて、元の問いからは具体的な情報がわからないので検索では使いません。たとえば血圧への影響について探すのであればキーワードを「血圧」としてもよいですが、今回のように「悪影響があるか」という漠然とした問いの場合、無理にキーワードにすることで検索結果から必要な論文が漏れてしまう可能性があります。

　このようにPECOに沿って整理すると、探したいことの条件は4つ（PECO）あっても、実際の検索に使うのはフレームワークのP（対象者）である「プレママ」などと曝露するコーヒーなどE（曝露）である「カフェイン」の条件2つで、場合によってはこのほかに研究デザイン（2章2参照）を追加して3つの

条件となることがわかります。

　検索には用いなくても「探すこと」の枠はきちんと記載しておきましょう。文献検索の次の文献を選択する段階で「探すこと」に記載してある本当に探したかったこと（たとえば「コーヒーは1日3杯までなら大丈夫」）を参照して、迷わず文献を選択できます。

2 ｜ キーワード整理のフレームワーク② : PCC

　次に、スコーピングレビューで使われるPCCのフレームワーク（4章2参照）で次のトピックを検索できるように整理しましょう。

> COVID-19の流行期に、医療従事者として病院に勤務することのストレスを軽減するための対策

　検索の準備を思い出してみましょう。次の表ではP（Population、集団の特徴）を「医療従事者」としていますが、探したいのはどのような医療従事者でしょうか。看護師であればどのような看護師でしょうか。病院は急性期病院でしょうか。勤務病棟等に条件はあるでしょうか。勤続年数や役割はどうでしょうか。もし具体的な「医療従事者」のイメージがあれば、「探すこと」に具体的に記載しておきましょう。

　検索用キーワードは「シンプルに」「大きく」で構いませんが、探すことは具体的に設定しておくと検索結果から論文を選ぶ際に楽になります。

フレームワーク	探すこと	検索用キーワード
集団の特徴 Population	医療従事者 →急性期病院で働く医療従事者	医療従事者 看護師 医師・・・
研究の範囲 Concept	病院に勤務することのストレスを軽減するための対策	心理的ストレス
場面や環境 Context	COVID-19の流行期	パンデミック

　この例ではP（集団の特徴）として「急性期病院で働く医療従事者」を探したいと考えています。検索用キーワードには「医療従事者」のほか「看護師」「医師」なども加えて、「看護師」「医師」と書かれている場合でも検索できるようにします。「探すこと」には「急性期病院」を含めましたが、検索用キーワードに入れていません。この例では、まずは今ある検索用キーワードで検索し、結果の数や論文を見て「急性期病院」を条件として追加したほうがよいかどう

かを判断しています。同じように、「COVID-19の流行期」について探したい場合も、検索用キーワードではさまざまな感染症を含む「パンデミック」とすることでどのような文献が見つかるかを確認してから検索用キーワードを絞ろうという意図から、あえて「COVID-19」を入れていません。逆に、「COVID-19」を検索用キーワードにして「パンデミック」を除く方法もあります。まずはざっくりと検索し、検索結果を見ながら調整しましょう。

3｜キーワード整理のフレームワーク③：PS

次のトピックを質的研究で用いられるフレームワークであるPSで整理します。Pには対象者・課題（Population/Problem）を、Sには状況（Situation）を当てはめます。

 在宅での死を希望する末期がん患者とその家族の思い

探すこと、検索用キーワードの順に整理しましょう。対象者は「末期がん患者」「その家族」の2つあります。状況も「在宅での死を希望すること」「その思い」の2つあり、はじめはシンプルに「在宅死」「思い」とします。条件が4つもあるので、検索結果が少ない場合は検索数の少ないキーワードから置き換えられる言葉を探すとともに、省略できる条件も考えてみましょう。

フレームワーク	探すこと	検索用キーワード
P1	末期がん患者とその家族	末期がん患者
P2		家族
S1	在宅での死を希望することへの思い	在宅死
S2		思い

4｜論理演算子の使い方

文献データベースにおいて、キーワードを組み合わせて検索するために「論理演算子」を用いる方法があります。論理演算子には「AND」「OR」「NOT」の3種類があります。

❶ **すべての条件を満たす「AND」**

たとえば検索エンジンの検索ボックスで、下記のように複数の言葉を並べて検索したことはありますか。

認知症　独居　服薬

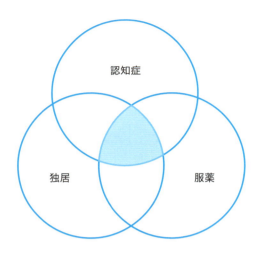

図5　「認知症AND独居AND服薬」の検索結果イメージ

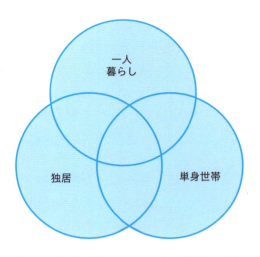

図6　「一人暮らしor独居or単身世帯」の検索結果イメージ

　各キーワードの間にスペースを挿入することで、検索エンジンは「前後のキーワードの両方を含む」と理解し、検索します。スペースは論理演算子のANDに相当します。この例では、「認知症」「独居」「服薬」のすべてのキーワードを満たす結果が出てきます。

　図5において、それぞれ「認知症」「独居」「服薬」の結果が重なり合わさる部分が検索結果です。図にすると、条件を増やすことで検索結果が少なくなる様子がよくわかります。

❷ いずれか1個以上の条件を満たす「OR」

　「独居」と書かれていなくても「一人で暮らすこと」について書かれている情報を探したいのであれば、「独居」とは別の表現も検索用キーワードに加えましょう。たとえば、論理演算子ORを用いて「一人暮らし」「単身世帯」を検索に加えることで、「独居」「一人暮らし」「単身世帯」いずれかの1つ以上を含む場合の検索ができます。

一人暮らし or 独居 or 単身世帯

　ANDとは異なり、ORは省略できません。インターネットで検索するときはORの前後に半角スペースを挿入します。文献データベースでは論理演算子をボタン等で選択できる場合もあります。

　ORで組み合わせた検索式を図6に示します。ANDとは異なり、3つの円のどこかに該当する情報を探すため、置き換えられる言葉を増やすことで検索結果は増えます。つまり、検索結果が少なくなった場合、検索結果の少ないキーワードについて置き換えられる言葉を探し、新たなキーワードをOR

で組み合わせることで検索結果を増やすことができます。

❸引き算の「NOT」

NOT は論理演算子の前の条件から後ろの条件を引き算します。たとえば、認知症について探しているが若年性認知症については除外したい場合、次のように検索することで NOT の後の条件を除外できます。

認知症 NOT 若年性認知症

ただし、NOT は余計な引き算をしてしまうことがあるため、単に「○○を除きたい」という理由での使用はおすすめしません。たとえば、主に認知症について書かれ、若年性認知症についても一部紹介したり比較対象として記載されたりしている論文だと、上記のように若年性認知症を NOT で除外することで検索結果に出なくなってしまう可能性があるため、慎重に使用しましょう。

NOT の上手な使い方として紹介したいのが、検索用キーワードを追加する際の差分の確認です。元の検索式に新しい同義語を追加して検索した時、追加した検索結果から元の検索結果を NOT で除外すると、新しい検索用キーワードを追加したことで増えた検索結果を確認することができます。逆に新たな条件を追加した時、元の検索結果から新しい検索結果を NOT で除外することで、検索に出なくなった論文を確認できます。

さて、ここで問題です。次の検索式は何を検索しているでしょうか。

認知症 独居（服薬 or ポリファーマシー）

この場合、算数の計算と同じように（　）の中から先に計算します。ここでは「服薬」あるいは「ポリファーマシー」の検索をした後に、「認知症」と「独居」を AND で組み合わせています。なお、文献データベースによっては AND/OR/NOT の組み合わせ順が決まっていることがあります。文献データベースの特徴を把握したうえで使用しましょう。

❹近接演算子

一部の文献データベースでは AND/OR/NOT のほかに、単語同士が近い位置にある場合も検索する「近接演算子」が使えます。たとえば Cochrane Library では、「near」を 2 つのキーワードの間に記載すると 2 つのキーワードが 6 語以内にある場合を検索します。語数は「near/n」と記載することで n 語以内と指定することもできます。

近接演算子は文献データベースによって異なる場合があります。CINAHL（EBSCOhost）では「Nn」、PubMed では title と抄録に限定した検索をする場

合に利用でき、検索するキーワードはダブルクォーテーション（" "）で囲い、フィールドを指定する記号に「：～n」を記載します。現在のところ、PubMedの近接演算子は前方一致検索の「＊」と併用ができません。下記は、PubMedの近接演算子を利用した例です。

"advance care planning"[tiab：～2]

　この場合、タイトル、抄録に advance care planning と記載がある文献のほか、advance health care planning、advance future care planning なども検索されます。

C O L U M N

系統的文献レビューを参考に英語のキーワードを探す

　英語で書かれた論文を探したいのに英語のキーワードが思いつかないような場合、英語の辞書でキーワードを探すのもよいですが、系統的文献レビュー（システマティックレビュー）の検索式を確認してみることをおすすめします。最近は、システマティックレビューを出版する時のルールにおいて、文献検索式を再現できるレベルで記載することが定められています[1]。今あるキーワードでの検索結果からシステマティックレビューを見つけ、本文を探してみてください。研究方法が書かれている章（Methods）に検索に使われたキーワードが書かれていたり、電子ジャーナルの場合は付録資料として検索した文献データベースの検索式が掲載されていたりすることがあります。複数ある場合は、より新しいほうを確認してください。

　この方法は、自分が探したい論文と同じテーマの論文でなくても参考になります。たとえば COVID-19 に関するレビュー論文で COVID-19 のキーワードを参照し、COVID-19 以外の心理的ストレスに関する論文では心理的ストレスのキーワードを参照するというように、複数の論文を参照しても構いません。先行文献を使いこなしてヒントを得ましょう。

引用文献
1 ）PRISMA. PRISMA-SEARCH. 2021.〈https://www.prisma-statement.org/prisma-search〉

9

文献検索のための基礎知識
②シソーラス用語

1. シソーラス用語とその使い方を知る

1 | シソーラス用語とは

医中誌 Web や PubMed などの文献データベースには、取りこぼしなく検索できるように「シソーラス用語」を使用して検索できる仕組みのあるものがあります。シソーラス用語はソーシャルネットワーキングサービス（SNS）で使用されるハッシュタグのようなものです。たとえば、**図7** では築地で食べた昼食について2人が異なる表現で SNS に投稿していますが、「#築地ランチ」のハッシュタグを付けることで、「#築地ランチ」と検索したときに築地で食べた昼食について書かれた2つの投稿を見つけることができます。

SNS のハッシュタグは、多様な表現の投稿をまとめて探すための便利な機能で、どのようなハッシュタグを自分の投稿に付けるのかは投稿者の自由です。文献データベースのハッシュタグ的な機能「シソーラス用語」は SNS のハッシュタグとは異なり、それぞれの文献データベースで定められた規則に基づき、各論文の内容にあったシソーラス用語が付与されます。利用者はシソーラス用語の機能を活用することで、異なる表現で書かれた同じ内容の論文を検索することができます。

文献データベースにはシソーラス用語とその検索機能を持つものと持たな

聖路加明子　@akikoluka　jan.1.2025
　新大橋通り沿いの立ち食い寿司屋でランチ #築地ランチ #寿司

築地ルカ子　@lukacoT　jan.15.2025
　お昼ご飯は築地本願寺のカフェを利用 #築地ランチ #築地

図7　　シソーラス用語に似ているSNSのハッシュタグ

表5 独自のシソーラス用語を持つ文献データベース

文献データベース	シソーラス用語名称	シソーラス用語辞書機能
医中誌Web	医学用語シソーラス	シソーラスブラウザ
最新看護索引Web*	件名（キーワード）	件名（キーワード）参照
PubMed	Medical Subject Headings	MeSH database
CINAHL	CINAHL Subject Headings	CINAHL Headings

（*最新看護索引Webの件名（キーワード）は厳密にはシソーラスではないが、シソーラス用語と同様に活用することで精度の高い検索が行える）

いものがあります。シソーラス用語を持つ場合、文献データベースそれぞれに独自の用語の定義や用語同士の関係性があります（**表5**）。たとえば、看護関連の文献を多く収載するCINAHLでは、シソーラス用語であるCINAHL Subject Headingがあり、これを探す辞書機能CINAHL Headingsがあります。CINAHLには看護師に関するシソーラス用語はほかのデータベースと比べてより多く、細かく定義しています。シソーラス用語を持つ文献データベースにはシソーラス用語を探せる画面があるので、それぞれの用語や定義、位置付けを確認し、シソーラス用語を上手に使いこなしましょう。

2 ｜ シソーラス用語を持つ文献データベースでの検索

医中誌Webの検索結果に表示された論文のイメージを**図8**に示します。検索結果には文献のタイトル、著者名、掲載されている雑誌のほかにキーワードがあります。これは医中誌Webのシソーラス用語である「医学用語シソーラス」です。文献にはたいてい複数のシソーラス用語が付いています。

たとえば、次の3つの論文タイトルでは「独りで暮らす」ことについて、「独り暮らし」「独居」「単身」と三者三様の言葉で表しています。

- 論文A「独り暮らしの末期大腸がん患者の自立を支援する仕組み」
- 論文B「独居高齢者の不安と退院支援」
- 論文C「地域で暮らす単身高齢者への支援」

□　1　**一人暮らしの末期がん患者が自宅で最期を迎えるための家族の思いと看護師の支援**

築地路加（築地大学看護学科）
現代の看護（1234-56XX）7巻2号　Page5-12（2023.12）

■キーワード
シソーラス用語：**末期患者**，**ターミナルケア**，**看護師の役割**，**ひとり暮らし**，
*患者-家族関係，死への態度

図8 医中誌Webの検索結果イメージ

シソーラス用語の辞書で、「独り暮らし」について書かれた論文には「ひとり暮らし」というシソーラス用語を付与することになっていた場合、論文ABCいずれにも「ひとり暮らし」というシソーラス用語が付きます。これによりキーワード「ひとり暮らし」で検索すると「独り暮らし」等「独りで暮らす」ことに関してほかの表現や表記で書かれていても検索結果に出てきます。

シソーラス用語を持つ文献データベースは、検索ボックスに入力したキーワードに加えてシソーラス用語にも当てはめて自動的に検索します。たとえば医中誌 Web で検索した際、検索履歴で検索式がこのように表示されたことはありませんか？

（ひとり暮らし/TH or 一人暮らし/AL）

検索ボックスには「一人暮らし」と入力したのに、「ひとり暮らし/TH」「/AL」といった、入力していない言葉や記号が付いてきます。これは「一人暮らし」「独り暮らし」「独居」などと検索されると医学用語シソーラスにある「ひとり暮らし」に変換して、そのシソーラス用語が付いた文献を一緒に調べていることを意味しています。

この検索式では、2つのキーワードが OR でつながれています。前半の「ひとり暮らし/TH」は「ひとり暮らし」というシソーラス用語（Thesaurus の TH）が付いている文献、つまり一人で暮らすことについて書かれている論文を探しています。後半の「一人暮らし/AL」は、医中誌 Web で検索できるすべての項目（All field）に対して「一人暮らし」と書かれている文献を探しています。細かいことですが、この/AL の部分は文字列のまま検索するため、もし一人で暮らすことについて別の表現（「ひとり暮らし」や「独り暮らし」）で書かれてあり、シソーラス用語「ひとり暮らし」が付いていない論文があると検索できません。/AL の示す「すべての項目」は文献データベースが保持している論文のタイトル、抄録のほかに著者名、著者の所属機関、雑誌名など、すべての項目が対象です。このように、シソーラス用語と「○○と書かれている」文字列を組み合わせて検索すると、異なる表現であっても同じ事柄について書いている文献を探せるという利点があります。

シソーラス用語と組み合わせて検索する機能がない文献データベースは実際に入力したキーワードのみで検索するため、取りこぼしがないように異なる表現も合わせてキーワードとして検索する必要があります。

3 | シソーラス用語を確認する

シソーラスの機能を持つ文献データベースで検索した際は、検索式を見てどのように検索が行れたかを確認し、予想したようなシソーラス用語と組み

合わされていない場合は修正しましょう。

たとえば、医中誌 Web で「家族の思い」と検索すると、次の検索式ができました。先ほどの例と異なり、/TH がありません。これはシソーラス用語には展開しておらず、「家族の思い」と書かれている論文だけを探していることを意味します。

家族の思い/AL

PubMed の場合、Advanced 画面で検索履歴（History and Search Details）の「Details」をクリックすると、検索がどのように行われたのかを確認することができます。「家族の思い」を翻訳し「family thoughts」と検索しましたが、このキーワードでは「家族の思い」に関するシソーラス用語に展開できていないことが確認できます。

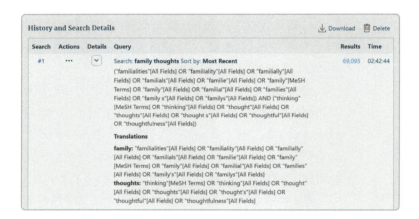

このような場合、シソーラスの辞書でより適切なシソーラス用語を探して、その言葉も合わせて検索してみましょう。ヒントになるのは、今の検索結果に出ている文献のキーワード、つまりシソーラス用語です。関係しそうなキーワードをシソーラスブラウザ（PubMed の場合は MeSH Database）で検索して、同義語や言葉の位置から自分が探したい事柄に近い言葉かどうかを判断しましょう。

自分の探したいことに近い論文を1本でも見つけたら、その論文のキーワード欄を見てみましょう（図9）。この医中誌 Web の例では「家族の思い」に置き換えられそうな言葉、「患者-家族関係」「家族心理学」があります。これをシソーラスブラウザで見てみます。

> ☐ 1 **退院する一人暮らしの高齢者が自宅で生活する事に対する家族の思いと看護師の支援**
>
> 築地明子（築地大学看護学科）
> 看護の現代（1234-56XX）7巻2号 Page5-12（2023.12）
>
> ■ キーワード
> シソーラス用語：**ひとり暮らし，看護師の役割，退院支援**，*患者-家族関係，*家族心理学

図9 医中誌Webの検索結果イメージ

　以下に「家族心理学」のシソーラス詳細画面を示します。同義語を見ると「家族の心理」「家族感情」などとあり，探したいことである「家族の思い」に関連していそうです。さらに上位語・下位語の欄も確認します。「家族心理学」の一つ上の言葉は「心理学」と広すぎて，下位語はないことがわかります。このような情報から、この用語を使うべきかどうか判断します。

詳細情報	
語番号	T034663
種別	シソーラス用語
統制語	家族心理学
カテゴリーコード	F04-10-60-20
同義語	Family Psychlogy Family's Psychological State Psychological State of Family 家族の心理 家族感情 家族心理 すべての同義語を見る ∨

上位語・下位語

　　行動訓練と活動[F04+]
　　　行動科学[F04-10+]
　　　　心理学[F04-10-60+]
　　　　　家族心理学[F04-10-60-20]

　用語の定義や同義語だけで判断が難しい場合は、このキーワードを検索式に追加したことで新たに検索される論文を見て、検索用キーワードとして採用するかどうかを決めましょう。キーワードを追加した検索式と元の検索式をNOTで組み合わせることで、検索結果の差分を確認できます。新たに検索された文献が自分の探したい論文だった場合は検索用キーワードとして採用しましょう。NOTで組み合わせる際の順序は「新しいキーワードを追加した検索式 NOT 元の検索式」です。

4 │ シソーラス用語の活用方法

　あえてシソーラス用語のみを使用して検索することで、検索結果を絞り込むことができます。シソーラス用語で検索するということはその事柄について書かれている論文を探すことになり、検索結果から関連の少ない論文を減らすことができるからです。さらに、論文についているシソーラス用語の後ろに「＊」（アスタリスク）が付いている場合、この論文は主にそのことについて書かれているということを示します。印のついたシソーラス用語を検索することでさらに文献を絞ることができます。たとえば、図6の例ではシソーラス用語「患者-家族関係」のみに「＊」が付いています。これは、この論文が主に「患者-家族関係」について書かれているという目印です。

　この仕組みをうまく活用して、患者と家族の関係性について主に書かれている論文を探したい時は、シソーラス用語を使って検索する際に「＊」が付いている論文を探します。探し方は、医中誌 Web の場合は検索する際にプルダウンメニューから「メジャー統制語」を対象に検索する、あるいはシソーラスブラウザで「メジャー統制語に限定する」を選択することで「＊」がついた論文だけを探すことができます。

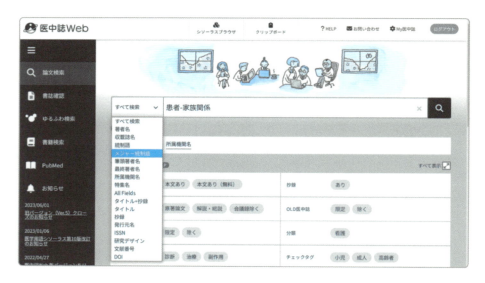

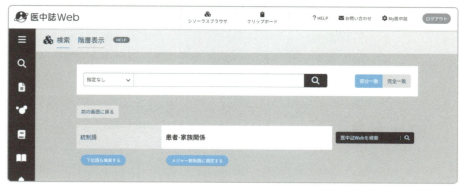

最新の文献にはシソーラス用語が付いていないことがあります。また、探したいことに該当するシソーラス用語がない場合もあります。できるだけ広く、取りこぼしが少ないように探したいときは、シソーラス用語だけでなくタイトルや抄録に書かれている言葉も合わせて検索しましょう。

　また、前述したように、あるキーワードを検索すると適当なシソーラス用語と、すべての項目を対象に検索したキーワードが自動的に組み合わされる場合があります。/AL で検索すると著者名や所属機関、雑誌名なども対象に含まれてしまい、ノイズが増える可能性があります。たとえば「看護」で検索すると、雑誌名に「看護」を含むものなどもすべて検索結果に含まれてしまいます。

　このような場合は、シソーラス用語と合わせて「タイトル」「抄録」だけを対象に検索してみましょう。下の画面例の #1 は「一人暮らし」のシソーラス用語だけを検索しています。次に、検索ボックスの左側のプルダウンメニューから「タイトル＋抄録」を選択して検索します。検索対象項目を絞ることでノイズを減らします。

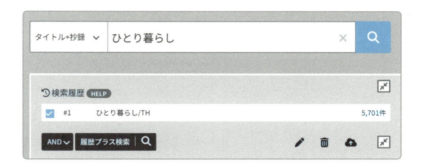

5｜英語のシソーラス用語を探す

　PubMed、CINAHL にもそれぞれシソーラス用語を探す辞書（MeSH Database、CINAHL headings）があります。また、医中誌 Web のシソーラスブラウザを使って PubMed のシソーラス用語を探すこともできます。

　例として、「看護師」にあたる英語のシソーラス用語を探してみましょう。医中誌 Web のシソーラスブラウザでは医中誌 Web のシソーラス用語（日本語）とともに、対応する用語があれば PubMed のシソーラス用語（英語）も表示されます。PubMed のシソーラス用語と CINAHL のシソーラス用語は基本構造が似ているので、PubMed のシソーラス用語を手がかりに CINAHL のシソーラス用語を見つけることができます。

　医中誌 Web のシソーラスブラウザを開き、「看護師」を探すと対応する PubMed のシソーラス用語 MeSH が「Nurses」であることがわかります。

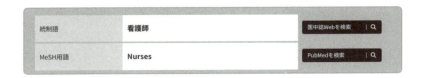

そのほか、同義語を見るとNurses以外の表現も見つかります。後々のためにメモしておきましょう。

メモの例を下の表に示します。横軸に探すこと、日本語のキーワード、医中誌Webのシソーラス用語、対応する英語のキーワード、PubMedのシソーラス用語（MeSH）、CINAHLのシソーラス用語（CINAHL headings）を並べます。

	探すこと	キーワード	TH 医中誌	キーワード	PubMed MeSH	CINAHL headings
1	看護師	看護師	看護師	Nurse Nursing Personnel Registered Nurse	Nurses	

次ページの階層構造を見ると、看護師の上位概念に「看護職」があり、看護職には助産師、保健師なども含まれることがわかります。階層構造を上がったり下がったりして、自分が探したいことにより近いシソーラス用語を選択しましょう。シソーラス用語は、複数に位置づけられていることがあります。画面をスクロールしてすべて確認しましょう。

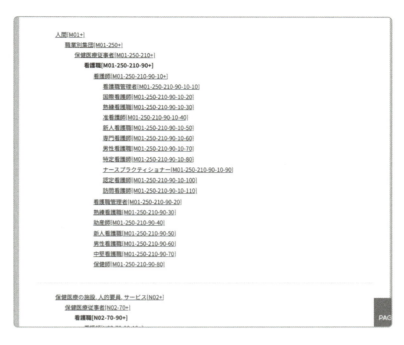

　PubMedのMeSHがわかったら、ここでCINAHLを使います。画面例はEBSCOhostのCINAHL ultimateです。画面上部のメニューからCINAHL Subject Headingsを開きます。医中誌Webのシソーラスブラウザに相当します。ここに、先ほど調べたPubMedのシソーラス用語をコピーペーストして検索します。

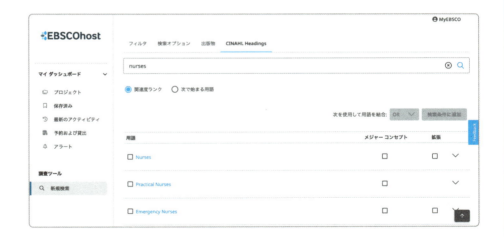

　説明は、シソーラス用語をクリックすると読むことができます。自分が探したいことをこの言葉で探せそうであれば、メモしておきましょう。
　シソーラス用語をクリックするとその階層構造を確認できます。次の画面例は「Nurses」をクリックして表示された画面です。ここでも、助産師は看護師とは別に位置付けられていることを確認できます。

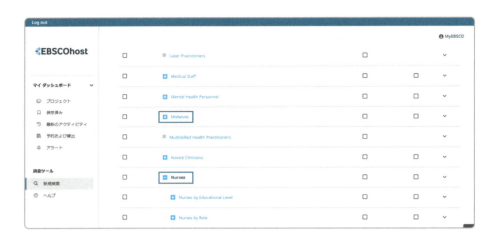

シソーラス用語の検索の例として、医中誌Webを使ってPubMedのシソーラス用語（MeSH）を探し、さらにそれを使ってCINAHLのシソーラス用語（CINAHL Headings）を探す過程の動画を、こちらのURL（https://jnapcdc.com/movie/bunken/chap1.mp4）または右の２次元コードより閲覧できます。

2. 検索の過程を記録する

　　　　自分の探したいことや検索用キーワードを記録するように、文献データベースでの検索の過程も記録しておきましょう。自身の論文を出版するときや検索結果を更新するときのために、検索式を残しておくと便利です。記録すべきなのは、いつ/何の情報源を/どのように検索したかです。文献データベースによっては検索式をファイル出力できるものもあります。出力機能がない場合は、コピーしてテキストファイルに保存しましょう。複数の条件を組み合わせている場合は条件ごとに保存しておくことをおすすめします。後から条件を見直して増やしたり減らしたり、新しいキーワードを追加したり、別のキーワードと入れ替えたりする際に分けて保存しておくと、見直した条件だけを変更できるので便利です。

　　たとえば次の場合、検索条件は妊婦に関することとカフェインに関することの２つあり（#1・#2と#4・#5）、それぞれに２つずつキーワードがあります。「プレママ」、「妊婦」と「カフェイン」、「コーヒー」この場合、#3と#6の式を保存することをおすすめします。後からカフェインについての検索に「栄養ドリンク」を追加しようとした場合、#3はそのままで、#6に「栄養ド

リンク」を OR でつなぎ（#9）、#3 と AND でつなげば（#10）簡単に検索式を更新できます。

元の検索式	
#1	プレママ/AL
#2	（妊産婦/TH or 妊婦/AL）
#3	#1 or #2
#4	（Caffeine/TH or カフェイン/AL）
#5	（コーヒー/TH or コーヒー/AL）
#6	#4 or #5

「カフェイン」の条件に「栄養ドリンク」を追加	
#7	#3 and #6
#8	（栄養飲料/TH or 栄養ドリンク/AL）
#9	#6 or #8
#10	#3 and #9

　検索式を保存する際は元のキーワードがわかる状態で保存しましょう。たとえば医中誌 Web では保存する検索式を選択し、右下の鉛筆マーク（検索式の編集）を押すとキーワードがわかる状態の検索式が表示されます。この状態で保存するようにしましょう。

　よい例

((プレママ/AL) or ((妊産婦/TH or 妊婦/AL)))

　悪い例

#1 or #2

10

文献データベースの使い方
①医中誌Web

医中誌Webは、国内の医学文献を探すための代表的な文献データベースです（45ページ参照）。医中誌Webを使って次のトピックを検索しましょう。

 がん患者の家族は看取りでどのような思いをするのかについて、患者家族の思いや経験・体験の語り、あるいはインタビューを行った論文を探す

1. 検索の準備

まずは探すことを整理します。ここではPS（PopulationとSituation）のフレームワークを使います。PとSそれぞれに複数の条件がありますから、検索しやすいようにPとSそれぞれ必要な条件を分けたキーワード欄として整理します。検索用キーワードにするときは文章ではなく、短い単語に置き換えていくことがポイントです。

フレームワーク	探すこと	検索用キーワード
P1	がん患者の家族	がん患者
P2		家族
S1	看取りでどのような思いをするか	看取り
S2		思い

2. 検索

まずは検索用キーワード4つで検索をしましょう。

　最初は上の画面例のようにキーワードを1個ずつ検索しましょう。そうすることで、検索結果の多いキーワード、少ないキーワードが判別できます。複数のキーワードを組み合わせた結果、検索数が多かったり少なかったりした場合、どのキーワードを見直したらよいか、手掛かりを得ることができます。

　たとえば、上の画面例では #1 の「がん患者」は「がん患者/AL」と検索されています。次の「家族」の検索式「（家族/TH or 家族/AL）」やほかの検索式と比べると、「○○/TH or」の部分がないことに気づきます。これは、「がん患者」と検索したときに医中誌 Web のシソーラス用語と組み合わされていない、つまり「がん患者」について調べているというよりも、「がん患者」という文字列が書かれている論文を探しているのです。

　では、「がん患者」について書かれている論文のシソーラス用語を確認してみましょう。「がん患者」というシソーラス用語が必ずあるとは限りませんし、時には2つ以上のシソーラス用語を組み合わせて事柄を表現している場合もあります。検索結果にある文献に付いているキーワード（シソーラス用語）を手掛かりに探してみましょう。

　もし、思いつく言葉で試しに検索した結果、論文がとても少なくなったときは、検索に使ったキーワード（条件）に優先順位をつけて、キーワードを減らしてみましょう。たとえば先ほどのトピックでは、「がん患者」を除いてほかの病気も含めた家族の看取りに際する思いを探すために「家族」「看取り」「思い」の3つとする（①）、あるいは思いに限らず論文を探すために「がん患者」「家族」「看取り」の3つとする（②）、などの方法が考えられます。何を探したいのかをよく考えて、より広く、ざっくりと検索結果に表示できるよう試行しましょう。

フレームワーク	探すこと	検索用キーワード
P1	がん患者の家族	がん患者
P2		家族
S1	看取りでどのような思いをするか	看取り
S2		思い

　文献データベースで探せる論文は検索しないと可視化されません。適切な

論文だけを出すことよりも、まずはざっくりと広く検索して、検索結果に論文を表示させることを目指しましょう。探したいことだけが検索結果に出てくるのが理想的ですが、キーワードをあれこれ追加するうちに絞りすぎてしまうことがあります。繰り返しになりますが、まずは自分が探したいことを含むと考えられる意味の広い言葉や抽象度の高い言葉を使う、条件を減らすなどして、検索結果に論文を表示することを目指しましょう。その際にはシソーラス用語の階層構造図を参考に、より上位の言葉に置き換えて検索することも有効です。

3. 検索結果から検索用キーワードを見直す

　検索結果から自分が探したかった文献を選びます。まだざっくり検索をしている段階の場合は、選択した文献の論題と抄録を読み、自分が探していることがどのような言葉で書かれているのか、自分が使ったキーワードと置き換えられる言葉がないか「言葉集め」をしましょう。また、キーワード欄を確認して自分が探していることを表現しているシソーラス用語を見つけてください。見つけた言葉は先に整理した表に追記しましょう。

　検索トピックとしては「家族が看取りでどのような思いをするか」を探したいのですが、例として用いたキーワードでは短く「家族」「看取り」「思い」と検索しています。このように検索することで多くの論文を検索できますが、キーワードの関係性までは指定できないため、検索結果には家族以外の「思い」について書かれた論文も表示されます。

　「家族の思い」についてもっと絞り込みたい場合は、家族の思いについて書かれている論文のキーワード欄から「家族の思い」を表現しているシソーラス用語を確認しましょう。ない場合もありますし、2語以上で「家族の思い」を表現している場合もあります。たとえば、家族の思いについて書いている論文に「家族心理学」というシソーラス用語が付いている場合、確認のためシソーラスブラウザで「家族心理学」を検索し、同義語に「家族の心理」「家族の感情」とあると、探したいことに近いことがわかります。このような時は、シソーラス用語「家族心理学」を「家族」「思い」に変えて（あるいは追加して）キーワードとして使うことで、「家族の思い」を探すことができます。

適切なシソーラス用語を探す過程の動画を、こちらのURL（https://jnapcdc.com/movie/bunken/chap2.mp4）または右の2次元コードより閲覧できます。

このような手順で、最初はざっくりと思いつくキーワードで検索した結果から置き換えられる言葉を集め、検索に使うキーワードを見直すことで、下表のように整理しました。

	探すこと	キーワード	対応するシソーラス用語
1	がん患者	がん患者	腫瘍
2	看取り	看取り	ターミナルケア 死への態度
3	家族の思い	家族の思い	家族心理学 患者-家族関係
4	インタビュー、語り、思い	インタビュー 思い 経験	インタビュー 語り

最初と比べてキーワードが増えました。まず最初にキーワードを1個ずつ検索し、次に、横方向の同じ行にある言葉は置き換えられる言葉であるためこれらをORでつなぐと、4つの条件ができます。また、縦方向の列は全て含まれるべき条件なので、ORでつないだ4つの条件をANDで組み合わせます。上の表のキーワードで検索したのが、次の画面例です。

⏱ 検索履歴 HELP		
☐ #1	がん患者/AL	33,609件
☐ #2	(腫瘍/TH or 腫瘍/AL)	2,651,922件
☐ #3	#1 or #2	2,658,353件
☐ #4	(ターミナルケア/TH or 看取り/AL)	53,845件
☐ #5	(死への態度/TH or 死への態度/AL)	7,809件
☐ #6	#4 or #5	58,058件
☐ #7	家族の思い/AL	1,570件
☐ #8	(家族心理学/TH or 家族心理学/AL)	11,914件
☐ #9	(患者-家族関係/TH or 患者-家族関係/AL)	7,713件
☐ #10	#7 or #8 or #9	19,624件
☐ #11	(インタビュー/TH or インタビュー/AL)	62,125件
☐ #12	((感情/TH or 思い/AL) or (語り/TH or 思い/AL))	133,309件
☐ #13	経験/AL	463,380件
☐ #14	#11 or #12 or #13	631,184件
☑ #15	#3 and #6 and #10 and #14	632件

探したいことの1〜4をそれぞれまとめた検索式が #3、#6、#10、#14 であり、これら4つの条件を最後にANDで組み合わせています（#15）。この例のようにキーワードが増えたとしても、表に整理しておくと検索の順序がわかりやすくなります。

4. 検索結果の絞り込み

医中誌Webでは、画面左側の「絞り込み条件」から該当項目を選択するだけで簡単に検索結果を絞ることができます。絞り込み条件には論文種類、発行年などがあります。論文種類には「会議録除く」があり、これを選択すると学会抄録を検索結果から簡単に除外できて便利です。ランダム化比較試験など一部の研究デザイン（2章2参照）で絞る場合も、絞り込み条件を活用すると簡単です（下の画面例の青枠）。

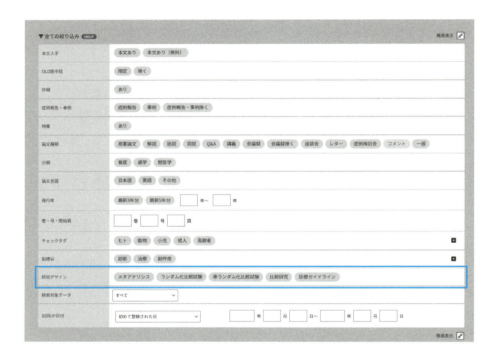

絞り込み条件を使って研究デザインで絞った例が下の画面例です。「周術期」と「痛み」で検索した後にANDで組み合わせ、次に絞り込み条件から「ランダム化比較試験」を選択し絞っています。

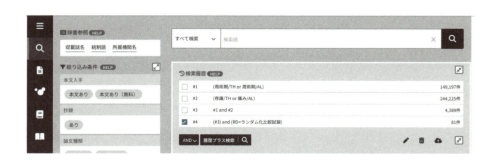

このように絞って検索した結果を確認すると、論文種類に「ランダム化比較試験」と表示されます（図10）。

```
☐　1　術後痛に関するアセトアミノフェン配合錠の投与
　　　　築地路加(築地大学看護学科)
　　　　現代の看護(1234-56XX)7巻2号 Page5-12(2023.12)

　　　　論文種類：原著論文/ランダム化比較試験

　　　　━ キーワード
　　　　　シソーラス用語：ひとり暮らし，看護師の役割，看護師の役割，退院支援,
　　　　　*患者－家族関係，*家族心理学
```

図10　医中誌Webの検索結果イメージ

5. 検索結果の保存

　医中誌Webで検索した論文の書誌事項（論題、著者名、掲載雑誌名、抄録等）を保存する方法を紹介します。

　論文を1件保存する場合は、それぞれの検索結果の右側にある「…」マークを押すと、印刷やMicrosoft Excel等に使用できるファイル形式でダウンロードすることができます。複数保存する場合は、まず論文のチェックボックスにチェックを入れ、1件目の上部に表示されているプリンター等のマークから操作しましょう。

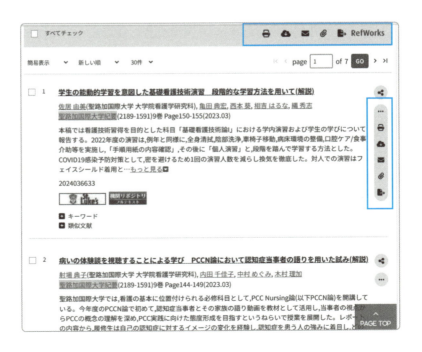

文献管理ソフトの代わりにExcelに論文の書誌事項を利用して管理する場合、まず論文データをダウンロードします[1]。おすすめのファイル形式はTSV方式（タブ区切り）です。次にExcelを開き、上のメニューの「データ」から「テキスト」を選択し、ダウンロードしたファイルを選択し、インポートします。テキストウィザードに従ってインポートすると、次の画面例のように1行1論文、項目ごとにセルを分けたファイルを作成できます。

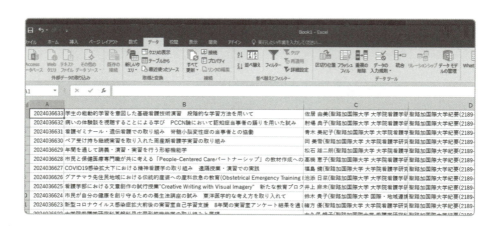

6. 検索式の保存

　検索結果だけでなく検索式も保存しておきましょう。検索式の画面を選択してテキストファイルなどにペーストし保存しておくのもよいですし、論文の書誌事項をダウンロードする際に検索式を一緒に出力し、Excelファイルなどに保存することもできます。保存する検索式にチェックを入れた状態で、検索式欄の下にある鉛筆マークをクリックすると検索式が表示されますので、これをコピーして保存しておいてもよいでしょう。また、医中誌Webにアカウント（My医中誌）を作成すると、検索式を保存した後、次回は1クリックで検索式を再現できたり、新たな文献が追加された際にお知らせメールを受け取ったりすることもできます。
　まだざっくり検索している段階で、この後キーワードを見直して検索式を変更する可能性がある場合は、最終的な式を保存せずに各条件ごとに検索式を保存しておくと、キーワードの追加や削除といった変更が楽にできます。
　たとえば、看取りについてもう少し論文を読んで置き換える言葉を増やす予定がある場合、最終的な式ではなく各条件をORでつないだ検索式を保存しておくと、後からの変更が楽になります。下の表だと、看取りについてのキーワード「看取り」「ターミナルケア」「死への態度」をORでつないだ式

（#7）を保存します。この式の先頭にチェックボックスがありますので、ここにチェックを入れてから鉛筆マークをクリックし、表示された検索式を保存します。

（（（ターミナルケア/TH or 看取り/AL））or（（ターミナルケア/TH or ターミナルケア/AL））or（（死への態度/TH or 死への態度/AL）））

同様にほかの条件を「OR」でつないだ検索式（下表では #3 と #11）も保存しておきましょう。

番号	検索式	件数
#1	がん患者/AL	33,653 件
#2	（腫瘍/TH or 腫瘍/AL）	2,654,313 件
#3	#1 or #2	2,660,739 件
#4	（ターミナルケア/TH or 看取り/AL）	53,897 件
#5	（ターミナルケア/TH or ターミナルケア/AL）	53,732 件
#6	（死への態度/TH or 死への態度/AL）	7,813 件
#7	#4 or #5 or #6	59,033 件
#8	家族の思い/AL	1,573 件
#9	（家族心理学/TH or 家族心理学/AL）	11,940 件
#10	（患者-家族関係/TH or 患者-家族関係/AL）	7,719 件
#11	#8 or #9 or #10	19,659 件
#12	#3 and #7 and #11	1,187 件

キーワードを見直し、たとえば「看取り」のグループに新たに「終末期」をキーワードとして加える場合、まず保存した検索式を検索します（下表の #1）。その後「終末期」を検索します（#2）。最後に OR で 2 つをつなぐと、新たな「看取り」グループが完成します（#3）。

番号	検索式	件数
#1	（（（ターミナルケア/TH or 看取り/AL））or（（ターミナルケア/TH or ターミナルケア/AL））or（（死の態度/TH））or 死への態度/AL）））	59,033 件
#2	（ターミナルケア/TH or 終末期/AL）	57,268 件
#3	#1 or #2	63,286 件

次の検索式が、新たにできた「看取り」の検索式です。

> (((((ターミナルケア/TH or 看取り/AL)) or ((ターミナルケア/TH or ターミナルケア/AL)) or ((死への態度/TH or 死への態度/AL)))) or ((ターミナルケア/TH or 終末期/AL)))

引用文献
1）医学中央雑誌刊行会：論文検索結果のダウンロード．〈https://help.jamas.or.jp/houjin/asoDl.html〉

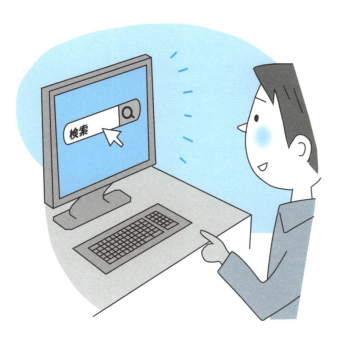

11
文献データベースの使い方
②PubMed

　PubMed（パブメド）は、医学関連分野の代表的な文献データベースです（47ページ参照）。英語文献がほとんどで、看護関係の重要な雑誌文献も多く収録されています。2023年の1年間で1,279,327件の新規データが追加され、現在3,700万件以上の文献データが収録されています。また、世界中から年間36億回以上の検索が実行されたと報告されています。PubMedを使って次のトピックを検索しましょう。

 妊婦と新型コロナウイルス感染症のワクチン接種に関する論文を探す

1. 検索の準備

　PubMedの検索方法は、目的に応じて以下のような3種類に分けられます。

①必要なテーマに関する新しい文献を数件探したい
②必要なテーマが論じられた文献を網羅的に探したい
③必要なテーマに関係する文献をより網羅的に探したい

　また、前項で解説したように、検索の前にキーワードを整理することが大切です。この例では、PSのフレームワークを使って以下のように整理します。

フレームワーク	探すこと	検索用キーワード
P	妊婦	pregnant women
S	新型コロナウイルス感染症 ワクチン接種	COVID-19 vaccination

101

2. 検索

1 | 必要なテーマに関する新しい文献を数件探す方法

　キーワードを検索語として次の画面例のように検索ボックスに入力し、右横の Search ボタンをクリックする（または Enter キーを押す）方法が最も簡単ですが、その場合でもキーワードの追加は検索件数を確認しながら1語ずつとしたほうがよいでしょう。そうすると、検索件数が極端に少ないときに検索語が適当でないことに気付くことができます。

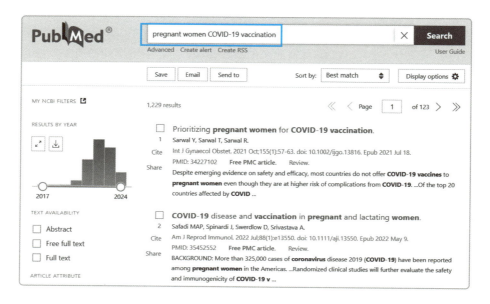

キーワード	件数
pregnant women	155,769 件
pregnant women COVID-19	5,097 件
pregnant women COVID-19 vaccination	1,229 件

　PubMed では、検索時に入力されたキーワードについて「マッピング（Automatic Term Mapping）」処理が行われます。たとえば、「pregnant women」で検索すると、実際には以下のような検索が行われています。

入力したキーワード

pregnant women

実際の検索式

"pregnant women"[MeSH Terms] OR ("pregnant"[All Fields] AND "women"[All Fields]) OR "pregnant women"[All Fields]

　入力された検索語に対応するMeSH（後述）のほかに、タイトルや抄録などでも検索語を検索します。検索漏れは少ないですが、ノイズ（関係ない文献）も多くなります。

　必要なテーマにもう少し合った文献を探すためには、次の画面例のように、キーワードの後ろに［TI］を付けて検索すると、これらのキーワードがタイトルに出てくる文献だけを探すことができます。

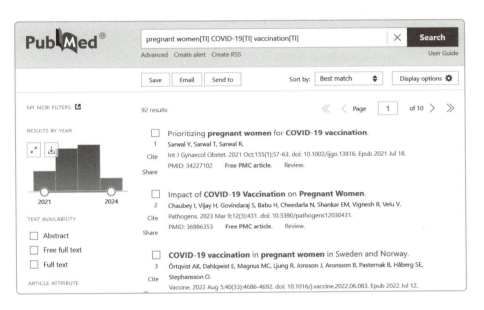

　検索結果はだいぶ少なくなりますが、必要なテーマに関するキーワードをタイトルに必ず含めることができるので、関連性の高い文献だけを見つけることができます。

2 | 必要なテーマが論じられた文献を網羅的に探す方法

　PubMedには、MeSHと呼ばれるシソーラス用語（3章9参照）が各文献データに付与されています。MeSHを使った検索では、前述したタイトルでの検索よりも必要テーマに関する文献を網羅的に検索できます。

　MeSHを探すためにはMeSH Databaseを利用します。MeSH Databaseは、検索結果の表示画面の下方のMeSHリンクをクリック、もしくはPubMedのトップ画面の右下にあるExploreのリンクをクリックします。

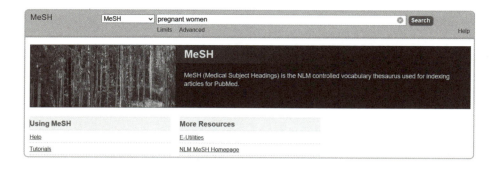

　上の画面例のようにキーワードを入力して、該当する MeSH を検索すると、以下のような MeSH が確認できます。

キーワード	MeSH
pregnant women	Pregnant Women
COVID-19	COVID-19
Vaccination	Vaccination

　適当な MeSH が見つかったら、右上の Add to search builder ボタンをクリックして PubMed Search Builder のボックス内に追加していき、次の画面例のように検索式ができあがったら、Search PubMed ボタンをクリックして検索を実行します。

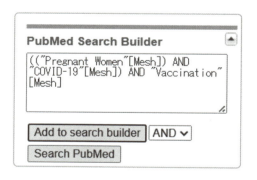

　すると、上述のタイトル検索よりも多くの関連文献が検索されます。

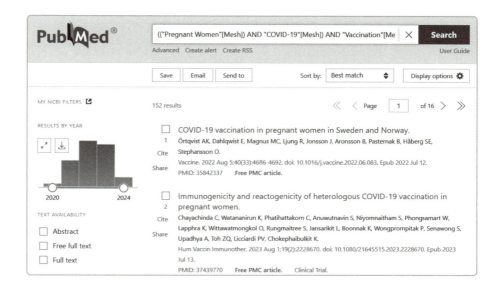

3 | 必要なテーマに関係する文献をより網羅的に探す方法

　MeSHを使った検索は慣れないと煩雑ですが、検索漏れも少なく、ノイズ（関係ない文献）も少ない検索結果が得られます。しかし、MeSHがまだ索引されていない最新データや古い遡及データなどが漏れる可能性はあります。そこで、より網羅的な検索を行うには、MeSHを使った検索に加えて、前述のようなタイトル中の出現語での検索や、抄録中の出現語での検索も加えることが必要になります。

番号	検索式	件数
#1	pregnant women [TI] COVID-19 [TI] vaccination [TI]	92件
#2	"Pregnant Women" [Mesh] AND "COVID-19" [Mesh] AND "Vaccination" [Mesh]	152件
#3	#1 OR #2	191件

　システマティックレビューを行うための文献検索や、診療ガイドラインを作成するための文献検索では、そのような網羅的な検索が必要となります。

3. 検索結果の絞り込み

　PubMedでは、検索結果を絞り込むための「フィルター」が画面左側に設けられています。一番上の棒グラフでは出版年ごとの文献数がわかるほか、年の〇印を移動して検索期間を指定することもできます（次の画面例は2022年

に〇印を移動し、2022年以降に検索結果を限定した例です)。そのほか、抄録や全文へのリンクのある文献に限定する場合は、チェックボックスにチェックを付けるだけですぐに実行されます。

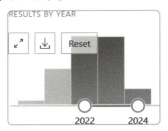

　本項で取り上げたトピック（101ページ参照）は、クリニカルクエスチョン（CQ）に置き換えると「妊婦に新型コロナウイルス感染症のワクチン接種は勧められるか？」のようになります。

　たとえば、この疑問を解決するために、「治療効果」を検証した臨床試験の報告（Clinical Trial）やメタアナリシス（Meta-Analysis）に検索結果を絞り込みたい時は、画面左側の「フィルター」にあるARTICLE TYPEで、臨床試験やメタアナリシスなどの研究デザインを選択します。初期設定では、よく使われる研究デザインしか表示されていませんが、See all article type filtersをクリックすると、そのほかの研究デザインや資料種類も表示、選択できます。なお、選択したフィルターは解除する（チェックを外すかclearをクリックする）まで有効なので、注意してください。

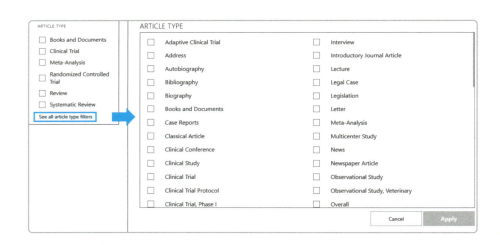

4. 検索結果の表示

PubMed で検索を実行すると、すぐに結果が表示されます（図11）。

表示される順番は、初期設定では「Best Match」順（検索したキーワードに近い順）に表示されます。表示形式は Summary（タイトル、著者名、収載誌、巻・号・年・ページなど）で、1 ページあたり10件です。抄録（要約）中のキーワードに関連する部分も表示（スニペット）されます。

表示の設定を変更するには、画面右上の「Sort by」で行い、表示順を出版年（Publication Date）順などにしたり、表示形式を抄録や索引語などの詳細画面（Abstract）に変更したりすることができます。

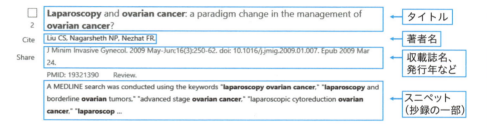

図11　PubMed の検索結果の見方

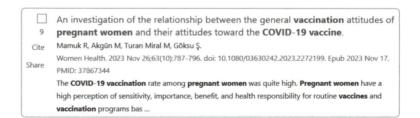

Summary 形式で検索結果をスクリーニング（確認）して、興味のあるタイトルをクリックすると詳細画面（Abstract 形式）に変わり、抄録や類似文献、シソーラス用語（MeSH）が参照できます。適当な文献の MeSH の中に検索語とは異なる関連語があったらそれらでも検索してみると、さらに関連文献を検索できるかもしれません。

なお、類似文献（Similar articles）は、タイトルや抄録中の出現語、MeSH などが「似ている」文献を機械的に提示するもので、通常の検索結果とは違った文献が見つかることもあります。

また、被引用文献（Cited by）では、その文献を引用しているほかの文献が表示されていて、Scopus や Web of Science のような引用関係から関連文献を参照できるものです。PMC（PubMed Central）に収録された文献に限定さ

れますが、便利な機能です。

5. 検索結果の出力

　検索結果は表示画面を印刷するほかに、画面上部の「Save」をクリックしてファイルに保存したり、「Email」をクリックして電子メールで送信したりすることもできます。検索結果をすべて出力できるほか、検索結果を確認しながらチェックを付け、選択した文献だけを出力することもできます。

　「Send to」をクリックすると、一時保存（Clipboard）や個人スペース（My NCBI）への保存（My Bibliography/Collections）ができるほか、EndNote などの文献管理ソフトに取り込むためのファイル作成（Citation manager）が可能です。

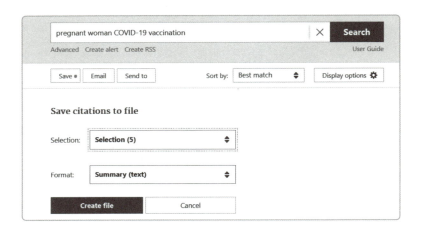

　検索結果のスクリーニングには以下のような方法があります。

❶文献管理ソフトを使う

　検索結果を PubMed 形式での Save や Citation manager で保存したデータを EndNote や RefWorks に取り込んでチェックします。

❷My NCBI を使う

　PubMed 上に自分専用のスペースを作成して、検索式を保存したり、文献リストを保存したりしておくことができます。画面右上の Log in で利用できます。新しくこの機能を利用する場合は、Microsoft などのアカウントを使用してログインします。

❸Word やメモ帳を使う

　PubMed の機能や専用ソフトは使わず、検索結果を Summary 形式や Abstract 形式で保存して、Microsoft Word やメモ帳機能で開いてチェックします。印刷して紙でチェックするには便利です。

＊

　本項では、「妊婦と新型コロナウイルス感染症のワクチン接種」に関する論文を PubMed で検索する方法を紹介しました。PubMed は米国国立医学図書館が公開している医学関連分野の代表的なデータベースなので、もし MeSH やタイトル、抄録中の出現語で「網羅的に」検索したのに、「妊婦に新型コロナウイルス感染症のワクチン接種は勧められるか？」といったクリニカルクエスチョン（CQ）が解決できる文献が十分見つからなかったとしたら、そのような研究結果は報告されていないと判断できます。
　つまり、文献検索で解決しない疑問（治療成績、リスクなど）は今後の研究課題であり、リサーチクエスチョン（RQ）であると考えられます。そのように判断するためにも、検索を正確に行うことが重要なのです。
　PubMed の基本方針として、文献検索に慣れていない人を対象にデザインされていますが、さまざまな機能も提供されていますので、MeSH を使った検索式の作成や活用法など所属先や母校の図書館員に相談してみてください。

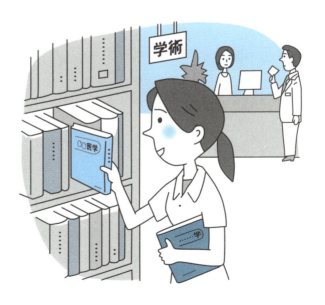

12

文献データベースの使い方
③CINAHL

　CINAHL（シナール）は、英米の看護文献を調べる文献データベースです（47ページ参照）。雑誌論文のほか、図書とその目次情報、博士論文、測定尺度、クリティカルパス、Evidence-Based Care Sheet や Quick Lesson などの多様な資料をまとめて検索することができます。CINAHL を使って次のトピックを検索しましょう。

> COVID-19のパンデミックで看護師が受けた心理的ストレスについての課題や対応を調べる

1. 検索の準備

　PSのフレームワークで整理し、検索用キーワードに整理します。ここでは、まず日本語で考えてから英語のキーワードに変換していきます。

フレームワーク	探すこと	検索用キーワード
P	看護師が	看護師
S	COVID-19のパンデミックで受けた心理的ストレスについての課題や対応	COVID-19 心理的ストレス

　Pで探す「看護師が」はキーワードにすると「看護師」でしょうか。Sには探したい条件が「COVID-19」「パンデミック」「心理的ストレス」の3つあります。
　探すことにぴったり合致する文献を見つけられることが望ましいですが、条件を厳しく検索することで、ぴったり合致せずとも類似する内容の論文を取りこぼしてしまう可能性も増えます。探すことについては細かく条件を考えておきますが、検索用キーワードは細かくせずざっくりと、そして優先順

位をつけて少ない条件で、ぎりぎり絞れるところまでに留めましょう。

　自分が何を探したいかによって優先するキーワードは変わります。COVID-19に限らないパンデミック下での心理的ストレスを探すことを優先して「パンデミック」と「心理的ストレス」を選択する、あるいは対象を広げて「COVID-19」あるいは「パンデミック」を選択する方法も考えられます。検索を試行している段階では条件を変えて出てくる論文を見ながら判断するのもよいでしょう。ここでは、「パンデミック」を検索用キーワードに加えずに「COVID-19」と「心理的ストレス」で検索して、検索結果のパンデミックに関する論文にどのようなものがあるかを見てから判断することにします。

　検索用キーワードは「看護師」「COVID-19」「心理的ストレス」の3つです。COVID-19と心理的ストレスは置き換えできない、両方とも必須の条件であるため、検索の組み合わせがわかりやすくなるようにSの枠を2つに分けました。

フレームワーク	探すこと	検索用キーワード
P	看護師が	看護師
S1	COVID-19のパンデミックで受けた心理的ストレスについての課題や対応	COVID-19
S2		心理的ストレス

　次は検索用キーワードを英語にしましょう。3章9で紹介したように、医中誌Webのシソーラスブラウザから、PubMedのシソーラス用語であるMeSHと英語の同義語を確認することができます。最初の検索はインターネットなどの英語辞書を利用してキーワードを英訳してもよいでしょう。なお、検索用キーワードは日本語と同様に文章ではなく短くすることが重要です。

フレームワーク	探すこと	検索用キーワード	英語のキーワード
P	看護師が	看護師	Nurses
S1	COVID-19のパンデミックで受けた心理的ストレスについての課題や対応	COVID-19	COVID-19
S2		心理的ストレス	Psychological Stress

2. 検索

　英語のキーワードが用意できたら検索をしましょう。次の画面例では詳細

検索画面を使っています。キーワードを記入するボックスが複数あり、左側のフィールドの追加（青い囲み）をクリックして増やすこともできます。検索を進めていくうちに、どの画面にいるかわからなくなったら左上のロゴをクリックすると最初の画面に戻れます。さっと検索するなら、必須の条件である「nurses」「COVID-19」「psychological stress」のキーワードをそれぞれ次の画面例のように別のボックスに入れて検索します。

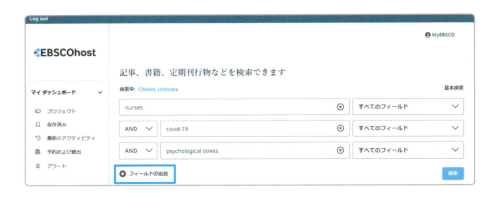

検索結果を絞り込むときは「すべてのフィルタ」を押して該当する項目を選択した後、右下の「適用」を押します。絞り込み項目には出版日、本文の言語、対象者の年齢層・性別などがあります。

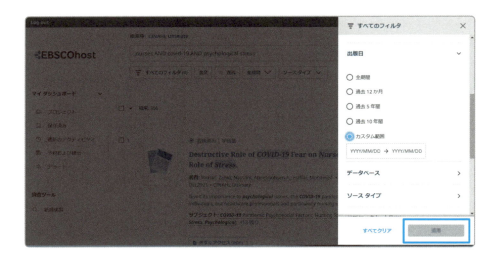

最初はそれぞれのキーワードでどのくらいの論文を検索できるのか確認するため、キーワードを1個ずつ検索することをおすすめします。まず1つ目の「nurses」を入力して右下の「検索」を押し、検索件数を確認します。同様に「COVID-19」「psychological stress」も検索します。

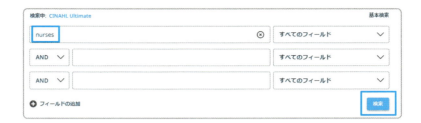

　3つの条件を検索したら、次にANDやORなどで検索結果を組み合わせます。検索の履歴は左側の「最新のアクティビティ」から確認できます。

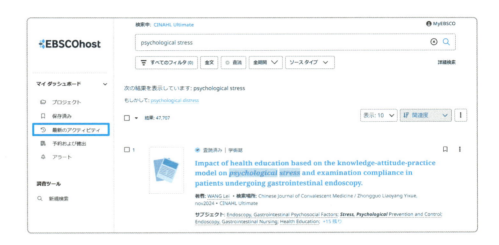

　組み合わせる検索式を選択してから、検索条件の→部分にカーソルを合わせてクリックすると、組み合わせる方法（AND/OR/NOT）が選択できます。ここでは3つとも必須の条件のため、「AND」を選択します。

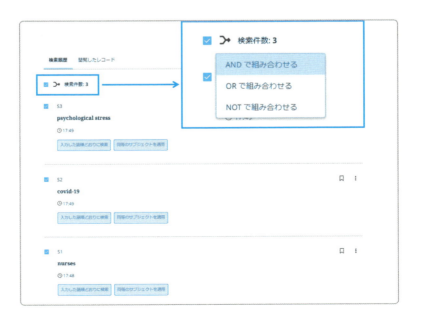

画面上部の検索ボックスに検索式ができました。Sから始まる数字は検索履歴を表しています。ここでリターンキーを押すと検索します。

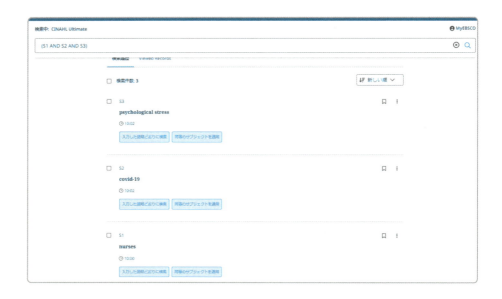

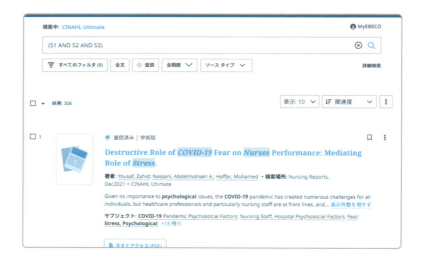

3. 検索用キーワードの見直し

　検索結果を確認し、検索に使うキーワードを見直しましょう。タイトルや抄録には、「看護師」「COVID-19」「心理的ストレス」についてどのような言葉で書かれていますか？
　CINAHL ではシソーラス用語が Major Subjects と Minor Subjects に分かれています。Major Subjects にある用語が、論文で主に取り扱われている内

容です。

　ストレスについてはその対応方法、たとえばコーピングや適応など、関連している用語が見つかるかと思います。ストレスの代わりにその対応方法をキーワードとすることで少し異なる結果を得られます。迷ったらすべてメモしておき、検索結果の差を確認しましょう。たとえば、検索結果から判断し、S2 の「psychological stress」の条件に「burnout」を追加することにします。

フレームワーク	探すこと	検索用キーワード	英語のキーワード
P	看護師が	看護師	Nurses
S1	COVID-19 のパンデミックで受けた心理的ストレスについての課題や対応	COVID-19	COVID-19
S2		心理的ストレス	Psychological Stress burnout

　初めて使用する言葉である場合、まずは 1 つだけで検索して検索結果の数や内容を確認してみましょう。

　検索できたら、元の検索式に追加します。すでに検索した結果を組み合わせるときは「最新のアクティビティ」を使います。

　ここで大事なのは組み合わせる順序です。先に置き換えられる言葉を OR で組み合わせます。ここでは「psychological stress」と「burnout」です。その後「nurses」「covid-19」と AND で組み合わせます。

4. 検索結果の保存

　1 件の論文データを保存するときは、画面右側のダウンロードから適切なファイル形式を選択します。複数を保存する時、しおりのアイコンを押して

一時保存します。一時保存した論文データは「保存済み」のリンクから確認ができます。文献管理ソフトなどへ出力する形式（RIS形式など）はエキスポートのアイコン、PC にダウンロードする場合はダウンロードアイコンをクリックするとファイル形式等を指定して出力できます。

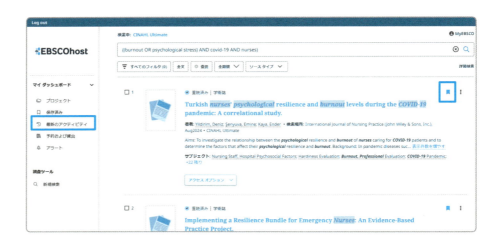

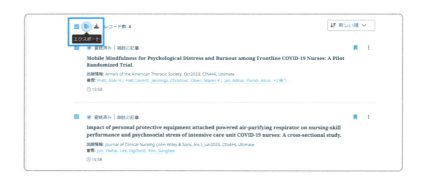

　本書の制作時点（2025年2月）において、EBSCOhost の画面は新しいユーザーインターフェースに向けてさまざまな変更がなされている途中にあります。今できないことも今後新たな機能として追加される予定などもあるようです。最新の画面や機能の変更、使い方の動画などは EBSCO 社の Web サイトで確認できます[1]。

引用文献
1）EBSCO：New UI Roadmap EBSCO Connect.〈https://roadmap.ebsco.com/?_product＝ebscohost〉

13

文献データベースの使い方
④Cochrane Library

　Cochrane Library（コクラン・ライブラリー）は、コクラン共同計画（1993年設立）によるプロダクトです。すべての医学的介入についてランダム化比較試験（RCT）の必要性を訴えたArchibald Cochrane（1908〜1988）の名に由来します。

　治療・予防に関する臨床試験を網羅的に収集し、系統的な方法で吟味し、臨床家に現時点の標準的な情報を提供することを目的としていて、看護に関する情報も含まれています。前者の臨床試験に関する情報を収録したCochrane Central Register of Controlled Trials（CENTRAL：Trials）や、後者の系統的な吟味（システマティックレビュー）を収録したCochrane Database of Systematic Reviews（CDSR：Cochrane Reviews）などに分けて、検索結果が表示されます。なお、検索は無料でできますが、Cochrane Reviewsの本文を参照するためには、契約が必要です。

　ここでは、Cochrane LibraryのCDSRとCENTRALの基本的な検索方法について紹介します。次のトピックを検索してみましょう。

 妊婦と新型コロナウイルス感染症のワクチン接種に関する論文を探す

1. 検索の準備

　この例では、以下のように整理します。

フレームワーク	探すこと	検索用キーワード
P	妊婦	pregnant women
S	新型コロナウイルス感染症 ワクチン接種	COVID-19 vaccination

2. 検索

　キーワードはトップ画面右上の検索ボックスに入力して、右横の検索ボタン（ルーペ）をクリックします。なお、検索語は1語ずつ追加し、その都度検索件数を確認したほうがよいでしょう。そのほうが、検索件数を見て検索語が適当でないことに気が付くことができます。

　検索結果は、終了したシステマティックレビュー（Cochrane Reviews）、進行中のシステマティックレビュー（Cochrane Protocols）、治療・予防に関する臨床試験（Trials）などのファイルごとにリストアップされます。次の画面例では、検索されたCochrane Reviewsが2件表示され、Trialsが49件検索されたことが示されています。

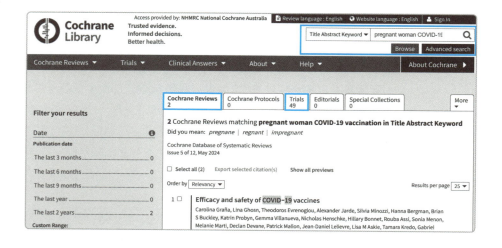

3. 検索結果の参照

　システマティックレビュー（Cochrane Reviews）は、タイトルをクリックすると全文が表示されます(要契約)。内容は次の画面例右側のContentsで示されるように、要約や網羅的な検索方法、採用した臨床試験の要約、系統的レビューによる結果、考察などが参照できます。なお、Cochrane ReviewsはPubMedの収録対象であり、PubMedでも検索できます。

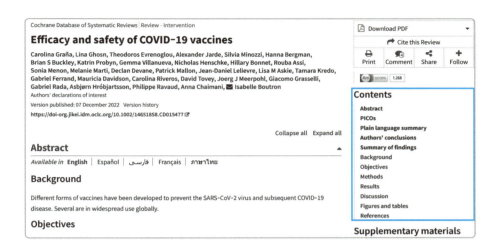

　CENTRAL（Trials）は、タイトルをクリックすると、雑誌論文や臨床試験データベース等の抄録（要約）が表示されます。無料で公開されているもの以外は、本文を参照するには所属機関や個人での契約、購入が必要です。

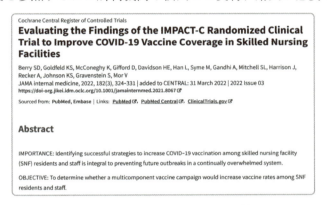

　CENTRAL には CINAHL や EMBASE などの文献データベースから臨床試験の報告が収録されていますので、そのような有料の文献データベースを利用できなくても、CENTRAL で臨床試験について広く検索することができます。

4. 検索結果の出力

　検索結果は画面表示内容を印刷するほかに、検索結果を確認しながらチェックを入れ、Export selected citation(s)でファイルにダウンロードすることができます。その際、ファイル形式を選択する必要がありますが、保存したファイルを Microsoft Excel で管理するなら CSV（Excel）を選択し、文献管理ソフトの RefWorks や Mendeley（3章16参照）で管理するなら RIS（EndNote）を選択します。

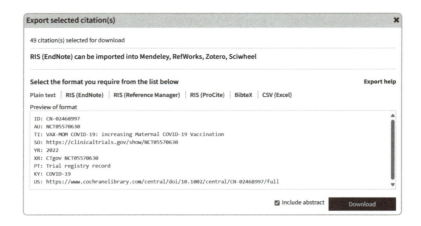

　なお、利用環境によりますが、ファイル保存時には文字コードを ANSI に指定してください。UTF-8 などの文字コードで保存すると「文字化け」することがあります。

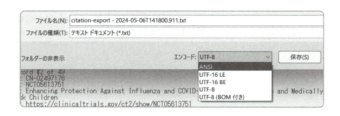

5. 詳細検索

　少し複雑な検索は、Advanced search 画面で行います。

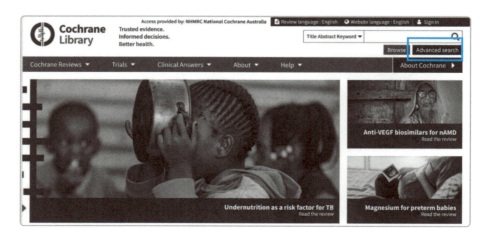

　Advanced search 画面を開き、Search manager タブをクリックすると、検

索語の結果を見ながらそれらを組み合わせた検索が可能です。組み合わせには、論理演算子（AND/OR/NOT）を用いるほか、近接演算子も利用可能です。

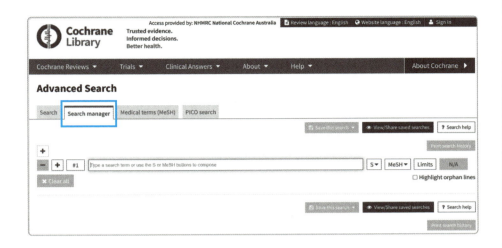

ここでも例として、「妊婦と新型コロナウイルス感染症のワクチン接種」に関する文献を以下のキーワードで検索します。

フレームワーク	探すこと	検索用キーワード
P	妊婦	pregnant women
S	新型コロナウイルス感染症 ワクチン接種	COVID-19 vaccination

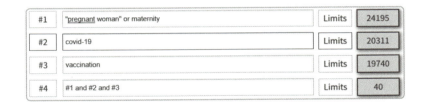

　pregnant woman のような複数の単語からなる熟語はダブルクオーテーション（" "）で囲んで検索します。なお、この例のような woman と women、語尾に s が付く/付かないなどのバリエーションは自動的に検索されますが、pregnant と pregnancy、vaccination と vaccine などの違いは自動的には検索されません。また、語尾変化を検索するにはアスタリスク（*）を付けますが、熟語にアスタリスクを付ける場合はダブルクオーテーションで囲むのではなく、近接演算子（NEXT）を使って検索します。上の画面例の検索をもう少し広めに修正すると次の画面例のようになります。

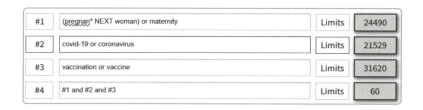

　Cochrane Library はシソーラスの MeSH を使った検索もできますが、MeSH で検索されるシステマティックレビュー（Cochrane Review）も比較対照試験（Trials）も、PubMed で検索できるので、PubMed と Cochrane Library を両方検索する場合は MeSH での検索は不要です。

　Cochrane Library の画面表示や操作方法は契約しているシステムやプラットフォームなどによって異なりますので、わからないことは所属先や母校などの図書館員に相談するとよいでしょう。

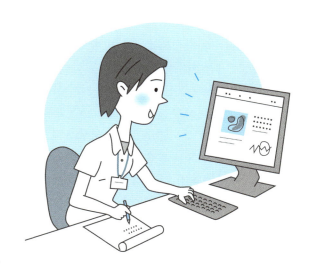

14

文献データベースの使い方
⑤CiNii Research

　CiNii Research（サイニー・リサーチ）は、看護や医学の論文だけでなく、人文社会学系等の分野もまとめて探すことができる文献データベースです（46ページ参照）。看護の研究テーマは教育学や心理学など、他分野とも関連していることが多いので、他分野の文献も探せるこのデータベースを活用しましょう。検索用キーワードを入力するボックスは1つです。あとから検索履歴を組み合わせることはできません。
　次のトピックを検索してみましょう。

 妊娠中はカフェイン摂取を控えたほうがよいか

1. 検索の準備

　まずは探すこととキーワードの整理です。キーワードは「妊娠」と「カフェイン」で検索します。

フレームワーク	探すこと	検索用キーワード
P	妊娠中は	妊娠
S	カフェイン摂取を控えたほうがよいか	カフェイン

2. 検索

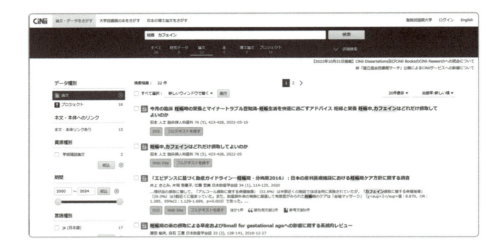

　通常のインターネット検索のように「妊娠」と「カフェイン」の間にスペースを開けて検索します。
　AND をキーワードの間に記入するか、キーワードの間にスペースを空けることで、前後のキーワードを両方含む論文を探します。この検索では「妊娠」と「カフェイン」両方のキーワードを含む論文を探しています。

妊娠　カフェイン

　CiNii Research では、AND のほかに OR/NOT の論理演算子を使うことができます。論理演算子を記入する際は大文字で、論理演算子の前後にスペースを挿入してください。

3. 検索結果から検索キーワードの見直し

　ざっくりと検索したら、検索結果を見て検索用キーワードを見直します。妊娠中について探すためにキーワードとして「妊娠」を使っていますが、これは「妊婦」と言い換えることができます。このような場合、検索式を次のように記入します。

（妊娠 OR 妊婦）　カフェイン

（　）の中に置き換え可能なキーワードを記入し、キーワードの間にORを挿入します。これにより、「妊娠」あるいは「妊婦」と書かれている論文を探し、その結果に「カフェイン」と書かれている論文を探します。算数の式のように（　）で囲まれた部分を先に検索します。

　同じように、カフェイン摂取についてキーワード「カフェイン」で検索していますが、「コーヒー」「栄養ドリンク」など、カフェインを含む飲み物で論文が書かれている場合も含めて探すとき、（　）の中にキーワードを入れて、キーワードの間にORを挿入します。（　）で囲まれたキーワード群が2つになりました。2つの（　）の間にはスペースが開いていますので、ここはANDとして検索されます。

（妊娠 OR 妊婦）（カフェイン OR コーヒー OR 栄養ドリンク）

　このような検索式をつくることで、一度で検索できるようになります。置き換えられるキーワードが増えてきたら、忘れないように表に整理しておきましょう。

探すこと	検索用キーワード
妊娠中は	妊娠 妊婦
カフェイン摂取を控えたほうがよいか	カフェイン コーヒー 栄養ドリンク

　キーワード検索を出版年、著者名、掲載雑誌名などと組み合わせることもできます。検索ボックスの右下にある「詳細検索」をクリックすると、下図のようにさまざまな条件が表示されます。たとえば、キーワードとともに特定の雑誌に掲載されている論文を探す場合、刊行物名に雑誌名を入れて検索します。

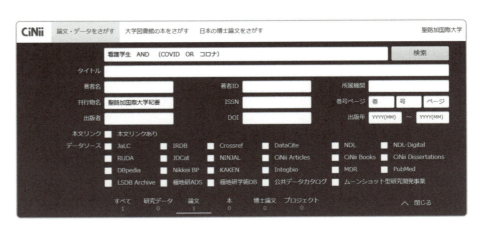

4. 検索結果の保存

　検索結果の一覧より、保存する文献にチェック、あるいは1件目の検索結果の上部にある「すべて選択」にチェックを入れます。プルダウンメニューからTSV形式など保存するファイル形式を選択して「実行」を押します。新しい画面が開き、論文の情報が表示されるので「すべて選択」してから「コピー」します。

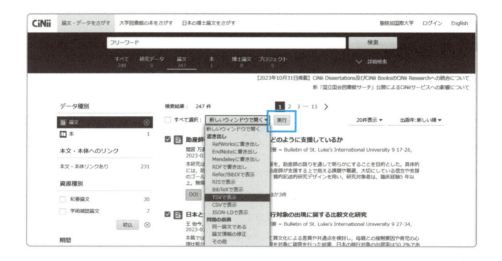

　Microsoft Excelを開きます。カーソルを左上（A1のセル）に置き、右クリックをします。メニューより「形式を選択して貼り付け」そして「テキスト」を選択すると、1行1論文で論文データが表示されるので名前を付けてファイルを保存します。

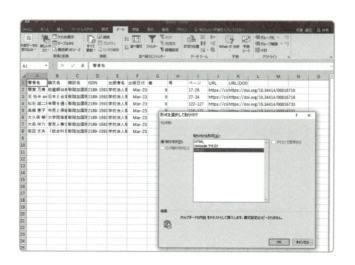

著者が複数いるとき、著者の間に and と表示されます。削除する場合は該当するセルを選択し、and を半角スペースやカンマなどに置換するとよいでしょう。

5. 検索式の保存

検索ボックスの中に残っている検索式をコピーして、検索した日付とともに記録しておきましょう。

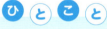

冊子でしか読めない資料

　学位論文執筆中の大学院生が文献複写物などの資料を入れた重そうなゴロゴロ（キャリーバック）を持って図書館に来る姿を以前はよく見かけたのですが、電子資料の普及とともに見かけなくなりました。

　代わりに増えてきたように感じるのは、文献データベースで検索した後に「ネットで今すぐ読めないなら要りません」「文献データベースで検索するときは、まずフルテキストありで絞ります」といった利用者の声です。

　インターネットで入手できる文献だけでも十分と感じるほどに電子資料が増えているのだと思いますが、冊子でしか読めない資料も意外と多くあります。文献検討の際には図書館へも足を運んで、冊子の資料も検討の対象にぜひ入れてください！

（佐藤晋巨）

15

文献データベースの使い方
⑥Google Scholar

　Google Scholar（グーグル・スカラー）は、学術出版社や専門団体の学術誌のほか、機関リポジトリや大学のWebサイトなど、インターネット上のさまざまな情報資源から学術情報を検索できます。
　ここでは、Google Scholarの基本的な検索方法について紹介します。次のトピックを検索してみましょう。

 妊婦と新型コロナウイルス感染症のワクチン接種

1. 検索の準備

　PubMedやCochrane Libraryと同様、以下のように整理します。

フレームワーク	探すこと	検索用キーワード
P	妊婦	pregnant women
S	新型コロナウイルス感染症 ワクチン接種	COVID-19 vaccination

2. 検索

　Google Scholarの検索は、横長の検索ボックスにすべてのキーワードを入力して行います。通常のGoogleでの検索のようにスペースで区切って検索語を入力すれば、それらがすべて含まれる情報が検索されます。論理演算子を使い、

> "pregnant woman" AND "COVID-19" AND（vaccination OR vaccine）

と検索すると、次の画面例のように 8,000 件近くの検索結果が示されました。熟語としてキーワードを指定する場合はダブルクオーテーションで囲みます。

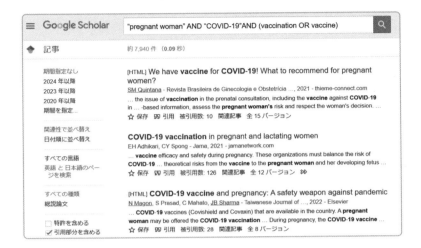

より精度を高めるために、タイトルにキーワードが出現するものに指定する場合、「intitle:vaccination」のように検索語の前に「intitle:」を付けます。検索ボックスに、

> intitle:"pregnant woman" AND intitle:"COVID-19" AND（intitle:vaccination OR intitle:vaccine）

と入力して検索すると、次の画面例のように検索結果が表示されました。

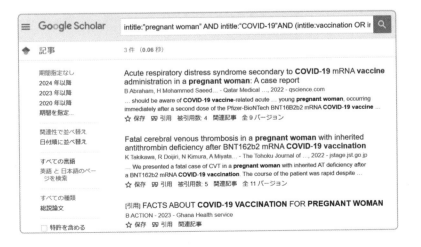

1件目のタイトルをクリックすると、以下のような学術雑誌のWebサイトが開きました。カタールのオープンジャーナルで、Google ScholarのほかにScopusなどにも索引されているようです。また、2件目はJ-STAGEに収録されたTohoku Journal of Experimental Medicineの論文でした。

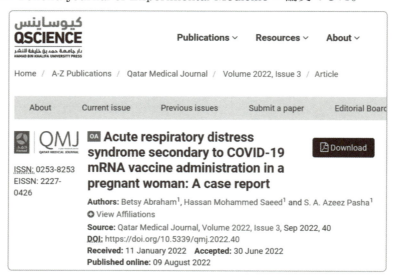

　検索オプションという検索機能もあります。あまり使いやすくはありませんが、ちょっとした検索には、試してみてもよいでしょう。

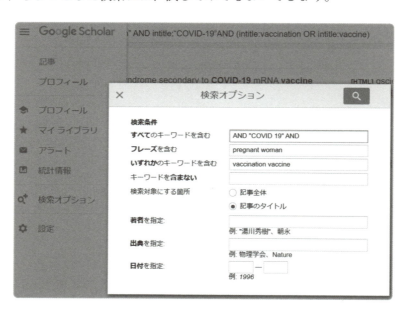

　Google Scholarでの検索はよくも悪くもシンプルでわかりやすいので、ほかの文献データベースの補足として検索してみると、意外な関連文献が見つかるかもしれません。わからないことは所属先や母校などの図書館員に相談してみてもよいでしょう。

16

文献管理ソフトの使い方

　研究を始めるにあたって集めた文献は、研究を進める途中にも参照したり、論文にまとめたりする段階で参考文献、引用文献として記載するものも少なくありません。実際の紙でリストやコピーを保管することもできますが、ここではパソコンやネットワーク上にデータとして保管する方法を紹介します。

1. 文献管理ソフトRefWorks

　所属機関で契約している文献管理ソフトがあれば、それを活用するほうが所属先の図書館で質問することもできて便利です。主な機能はどのソフトでも同様で、ここではRefWorks（レフワークス）を使って紹介します。

　初めて使うときにアカウントを作成し、以降はそのアカウントでログインして利用します。主な機能は以下のようなものがあります。

　　①文献データを取り込む
　　②データを入力・編集する
　　③データを共有する
　　④データを出力する

❶文献データを取り込む

　医中誌WebやPubMedなどの文献データベースから必要な文献データを取り込む方法は主に3通りあります。その1つは文献データベースの検索結果からダウンロードしたファイルから取り込む方法です。たとえば、まずPubMedでは、検索結果の表示画面で「Send to」をクリックして、「Citation manager」を選びます。

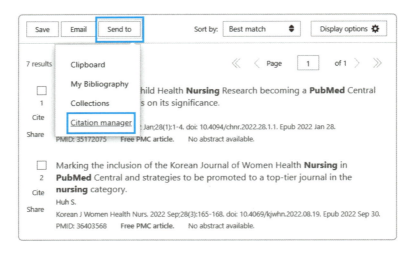

そして、次の画面例のように「All results（全件）」、「Selection（選択した文献）」などを指定して、「Create file」をクリックすればファイルが保存されます。

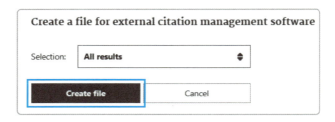

RefWorksのほうでは、画面上部の「追加」から「レコードのインポート」を選び、先ほど保存したファイルをドロップします。

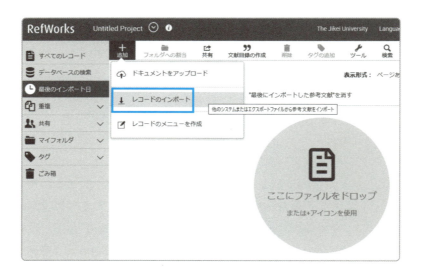

すると、次の画面例のようなメッセージが表示されるので、「インポート」をクリックすると文献データが取り込まれます。

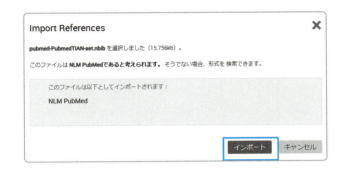

文献データベースからデータを取り込む方法として、ほかには文献データベースから直接取り込む方法があります。たとえば、医中誌Webでは、検索結果の表示画面で右上のダイレクトエクスポートのマークをクリックして、取り込む文献管理ソフト（ここではRefWorks）を選択すればデータが保存されます。

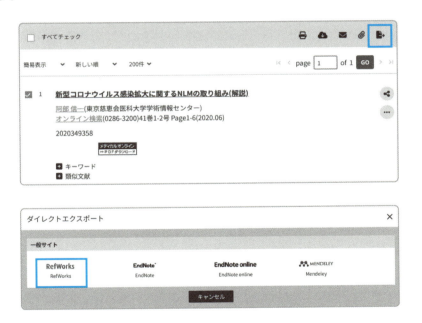

文献データベースからデータを取り込むもう1つの方法として、手元にあるPDFをそのままドロップすると、PDFファイルとその文献情報が保存されます。ただし、ファイルによっては文献情報が認識されない場合もあります。全文PDFの入手については所属機関での契約を確認してください。

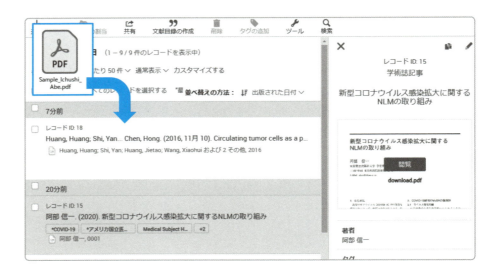

❷データを入力・編集する

　文献データベースに収録されていない文献は、直接入力します。画面上部の「追加」から「レコードのメニューを作成」を選べば編集画面が右側に表示されます。

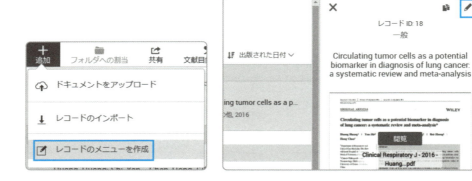

　また、取り込んだデータを編集する場合は、そのデータを選んで、右上の編集マーク（鉛筆のマーク）をクリックすると編集できます。

❸データを共有する

　フォルダを共同研究者などと共有することができます。画面上部の「共有」から次の画面例のような設定画面で公開 URL を作成して、メールで送ればフォルダ内のデータを共有できます。ただし、外部の所属機関の人に共有する際、購読機関でない場合は取り込んだ PDF ファイルの共有が著作権侵害に当たるので、全文アクセスの URL を共有するなどの配慮が必要です。

❹データを出力する

　RefWorks に保存してある文献データを使って、論文の参考文献リストを作成することができます。簡単な方法としては、参考文献に載せたい文献データにチェックを付けて、画面上部の「文献目録の作成」から「参考文献リストを作成」を選ぶと、次の画面例のように選択したスタイルで書誌情報が作成されるので、これをコピーして論文に貼り付けてリストを作成していきます。「文献目録の作成」から「クイック引用」を選ぶと、フォルダごとまとめて操作することができます。

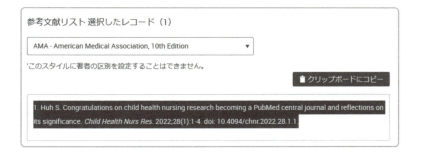

　また、専用アドインの RefWorks Citation Manager を使って Microsoft Word と RefWorks を同期し、論文の本文中の引用箇所に RefWorks の該当文献データを選択して挿入することもできます。RefWorks Citation Manager は Office アドインのストアから入手できます（無料）。

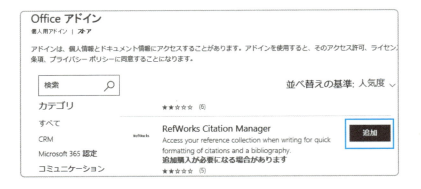

アドインを追加するとRefWorks Citation Managerのタブができるので、それをクリックし、RefWorksのアカウントでログインします。そしてMicrosoft Wordの引用したい箇所をクリックし、右側に表示されているRefWorks Citation Managerの文献データを選択して「Cite This」をクリックすると、指定したスタイルで引用表示と文献リストが作成されます。

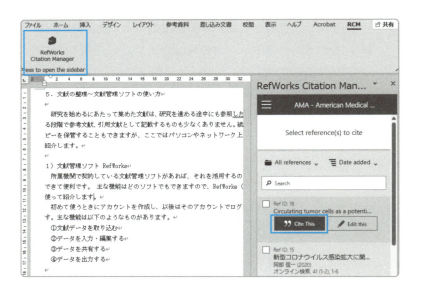

操作手順は異なりますが、多くの文献管理ソフトでは同様の機能が利用可能なので、自身の所属機関で契約があるか確認してみてください。

2. 文献管理ソフト Mendeley

RefWorksやEndNoteは利用のために契約が必要ですが、Mendeley（メンデレー）はフリーで利用できる文献管理ソフトです（上位版は有料）。画面表示などはすべて英語ですが、日本語の文献データも取り込むことができます。

Mendeley の利用には、Mendeley の Web サイト（https://www.mendeley.com/）での登録が必要です。Elsevier に登録していれば、そのアカウントでサインインできます。

　Mendeley でも RefWorks と同じような利用ができます。たとえば、Cochrane Library の検索結果をファイルにダウンロードするときには次の画面例のように、案内に従って RIS 形式で保存します。

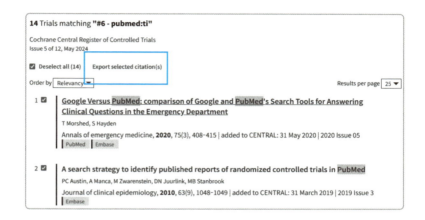

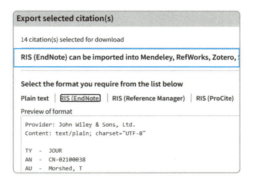

　ダウンロードしたファイルを次の画面例のように Mendeley にドロップすると、文献データが取り込まれます。

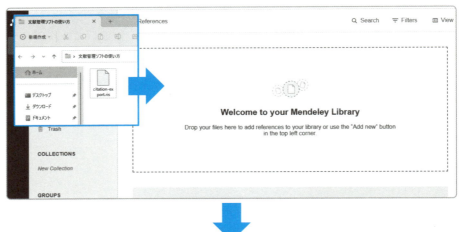

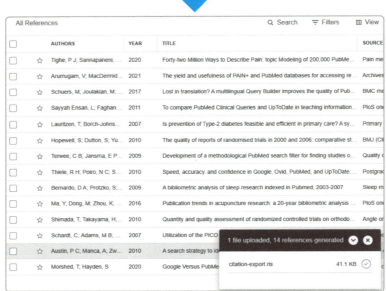

　また、Mendeley に取り込んでから詳細表示すると、本文が閲覧可能な文献データには次の画面例のように全文 PDF 入手のボタンが表示されます。これをクリックすると、PDF がダウンロードされ、Mendeley の当該文献データに紐づいて保存されます。

3. ExcelやWordでの文献管理

　文献管理ソフトは便利ですが、Microsoft Excel や Word などの使い慣れたソフトで検索結果のスクリーニングや管理を行うことも可能です。

　医中誌 Web での検索結果をダウンロードする際、フォーマットを選択でき、TSV 方式については 97〜98 ページで紹介したので、ここでは CSV 方式を紹介します。次の画面例のように CSV 方式でダウンロードすると、Excel のような見た目で保存されます。

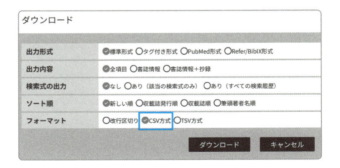

　タイトルや抄録を「数式バー」で高さや幅を広げて表示させながらスクリーニングすると便利です。なお、スクリーニング後は Excel 形式で保存しておくと管理しやすいでしょう。

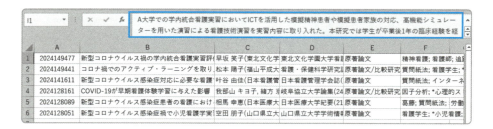

　また、スクリーニングは医中誌 Web や PubMed の画面上で行い、チェックしたものだけを標準形式で保存して、テーマや日付などでファイル名を付けて管理する方法も、集中して１つの論文をまとめる時などには有効です。

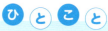

ポスター発表とコミュニケーション

　コロナ禍も落ち着き、学会や研究会も対面での開催が再開されるようになりました。他機関の方と交流する機会は楽しく、刺激的ですね。

　毎年米国で開催される医学図書館の大会には、私も何度か参加してきましたが、途中から研究成果のポスター発表を行うようになりました。参加しているだけの頃は、懇親会では日本の食べ物や文化の話題ばかりでした。ポスター発表を始めてからは、同じような研究をしている海外の方と調査方法や結果について話ができ、また違った学びや充実感がありました。ポスター発表なら、あまり英語が得意でなくてもあらかじめ準備できますし、意外とコミュニケーションはとれますので、おすすめですよ。

（阿部信一）

4章

リサーチクエスチョンを決定する

1

エビデンスの整理：スコーピングレビュー

1. 先行研究の整理

　研究において重要なことはさまざまありますが、とりわけ新規性は最も重要な研究の要素の1つです。新規性とは「これまで誰も知らなかった新しいものである」ということを指し、研究はその「誰も知らなかったこと」を明らかにする活動です。したがって、研究を始める前に、自分が明らかにしたいと思っていることがこれまで誰にも知られていないことであるかを確認しなければなりません。つまり、クリニカルクエスチョン（clinical question；CQ）からリサーチクエスチョン（research question；RQ）を導くプロセスにおいては、網羅的に先行研究を探索し、自身が関心を持っていることについてどこまで明らかにされていて、何が明らかになっていないのかを整理することが必要です。そして、先行研究の内容を整理する方法の1つとして、スコーピングレビューがあります。この章では、スコーピングレビューの目的や手順の紹介をとおして、CQからRQを導くプロセスについて説明します（図1）。

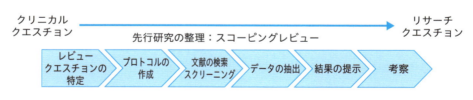

図1　CQからRQを導くプロセス

2. 文献レビューの種類

　現在、文献レビューの種類は多様化しており、大きくナラティブレビュー、

表1　各文献レビューの特徴

	ナラティブ レビュー	システマティック レビュー	スコーピング レビュー
目的	特定のトピックに関する文献を要約すること	あらかじめ指定された選択基準に適合するエビデンスを集めること	研究エビデンスの性質と範囲を特定すること
レビュープロトコル	NO	YES	YES（一部）
プロトコルのPROSPEROへの登録	NO	YES	NO[1]
明確かつ透明性の高い検索ストラテジー	NO	YES	YES
標準化されたデータ抽出フォーム	NO	YES	YES
質の評価の必須化（バイアスリスク評価）	NO	YES	NO[2]
各研究の統合と要約の作成[3]	NO	YES	NO

1：現時点での状況で、変更の可能性あり。2：各論文の質の評価は必須ではないが、場合によって実施されることがある。3：統計的メタ分析（量的有効性、有病率や発症率、診断精度、病院またはリスク、予後または心理測定的データ）、メタ的統合（経験的もしくは専門家の意見）、もしくは両者を含めた混合メソッド。
［出典］文献2）を一部改変

システマティックレビュー、スコーピングレビューに分類されます[1]。これらは特徴が異なっており、レビューの目的に応じて選択されます（表1）[2]。

1｜ナラティブレビュー

　ナラティブレビューは特定のトピックに関する文献を要約することを目的として長年実施されてきました。文献の検索方法やデータの抽出方法は著者の裁量に任せられています。そのため、ナラティブレビューで示される結果は著者が持っている知識と経験に大きく依存しており、網羅的で体系的な要約ではないことに注意する必要があります。

2｜システマティックレビュー

　システマティックレビューは、特定の研究課題に答えるために、あらかじめ指定された選択基準に適合するエビデンスを集めることを目的としています。システマティックレビューは方法の明瞭さの点において、ナラティブレビューとは対極に位置します。バイアスを最小限に抑えるために、文献の検索やデータ抽出、結果の統合に至るまで明確で体系的な方法が決められており、再現可能な形式で進めることを重視しています。加えて、研究を始める前にレビューのプロトコルを作成し、PROSPERO（International Prospective Register of Systematic Reviews）というデータベースへ登録することが必要とされています。レビュープロトコルとは、文献の検索方法や結果の統合方法などについてまとめたレビューを実施するための計画書です。さらに、目的に応じてメタアナリシスを組み合わせて先行研究の結果を量的に統合するな

ど、分析的な面が強いレビュー方法です。システマティックレビューは、研究エビデンスを体系的に検索、評価、統合できるため、臨床ガイドラインの基礎としてレビュー結果を使用したり、医療や看護の政策決定のためのエビデンスを提供したりする場合に適した文献レビューの手法です。

3 | スコーピングレビュー

　スコーピングレビューは 2005 年に Arksey と O'Malley によって提唱された比較的新しい種類の文献レビューの手法です[3]。スコーピングレビューは研究エビデンスの性質と範囲を特定することを目的としています。スコーピングレビューを実施することで、特定の分野においてどのような研究が実施されているか調査できたり、システマティックレビューを実施する価値があるかどうかを判断する材料や、先行研究のエビデンスの要約や今後の研究への示唆を得ることができたりします[4]。ある程度統一された標準的な方法で体系的に文献の検索やデータの抽出を行う点でナラティブレビューとは異なります。また、事前にプロトコルを定めるものの、データベースへの登録は必須とされていない点でシステマティックレビューと異なっています。さらに、システマティックレビューでは必須とされているバイアスリスクの評価はスコーピングレビューでは不要であり、比較的自由度が高く、筆者の目的に応じた結果のまとめ方を選択できます。つまり、スコーピングレビューは、ナラティブレビューとシステマティックレビューの中間に位置した文献レビューの手法ということです。

　スコーピングレビューでは自身の関心のある分野の先行研究を網羅的に探索し、それらの文献において報告されている結果をまとめます。それにより、先行研究によって「どこまで明らかにされていて、何が明らかになっていないのか」を明確に示すことができます。つまり、次にどのような研究が必要とされているのか、テーマを見つけることができるのです。前述のとおり、CQ から RQ に落とし込む過程において重要なことは、自身の明らかにしたいことは誰も知らないことであるかを確認することです。したがって、スコーピングレビューのプロセスは CQ から RQ を導くプロセスと同じといえます。

引用文献

1) Munn, Z. Peters, MDJ. et al.：Systematic review or scoping review? Guidance for authors when choosing between a systematic or scoping review approach, BMC Med Res Methodol, 18（1）：143, 2018.

2) 友利幸之介, 澤田辰徳他：スコーピングレビューのための報告ガイドライン日本語版：PRISMA-ScR, 日本臨床作業療法研究, 7（1）：70-76, 2020.

3) Arksey, H. O'Malley, L.：Scoping studies: Towards a methodological framework, International Journal of Social Research Methodology, 8（1）：19-32, 2005.

4) Tricco, AC. Lillie, E. et al. A scoping review on the conduct and reporting of scoping reviews, BMC Med Res Methodol, 16：15, 2016.

2

エビデンスのまとめ方

スコーピングレビューには、①レビュークエスチョンの特定、②プロトコルの作成、③文献の検索・スクリーニング、④データの抽出、⑤結果の提示、⑥考察の6つのステップがあります（図1）。本項では各ステップの大まかな手順を示します。より詳細な手順が知りたい方は、the JBI Scoping Review Methodology Group によるガイダンス[1]やスコーピングレビューの報告ガイドラインである PRISMA-ScR[2]などをご参照ください。

1. レビュークエスチョンの特定：PCC

まず、1つ目のステップはレビュークエスチョンの特定です。レビュークエスチョンとは、レビューを通して明らかにしたい疑問のことです。2章を読み、皆さんはそれぞれ研究のスタート地点となる CQ をお持ちだと思います。たとえば、「糖尿病患者がセルフケア行動をとれるようにするにはどうしたらよいか」という CQ を抱いたとします。この CQ から RQ に導くプロセスとして、まず糖尿病患者のセルフケアを促すための支援に関する先行研究において明らかになっていないことを探索することから始めます。この際、どんな支援方法でもよいと考える場合もあるかもしれませんし、特に関心を持っている支援方法があるかもしれません。このように、自身の関心がある範囲の先行研究を探索できるようなレビュークエスチョンを特定する必要があります。

1 │ PCC

レビュークエスチョンを特定するために、スコーピングレビューでは PCC というフレームワークを用いて疑問を定式化することが一般的です。PCC は P（Population、関心のある集団の特徴）、C（Concept、関心のある研究の範囲）、C（Context、関心のある場面や環境）の3つの要素で構成されています（表2）。PCC の各要素を整理することで、レビューすべき文献を決めるための選択基

表2 PCCフレームワークの例

要素	説明	例
Population	関心のある集団の特徴	18歳以上の2型糖尿病患者
Concept	関心のある研究の範囲	セルフケアを促進するための教育方法
Context	関心のある場面や環境	日本

準や除外基準が明確になります。反対に、PCCの各要素が明確ではなくレビュークエスチョンがあいまいだと、この後に続くプロトコルの作成や文献をスクリーニングする過程において方向性を見失い、一貫性を欠く恐れがあります。したがって、あらかじめPCCの各要素を定義しておくことがスコーピングレビューを成功させるうえで重要です。また、レビュークエスチョンはレビューの目的と関連づけられているもので、レビュークエスチョンに答えることで目的も達成されるという関係性に当たります。

2 | PCCの具体例

　PCCの各要素の具体例を示します。レビューを通して明らかにしたい疑問を「糖尿病患者のセルフケアを促進するための支援について、これまでの研究で何がわかっているか」とします。P（集団の特徴）は対象となる集団の特性や年齢などに関する要素であるため、今回の例においては「糖尿病患者」が該当します。しかし、これだけではさまざまな対象が含まれてしまいます。糖尿病には1型糖尿病や2型糖尿病、妊娠糖尿病、ほかの疾患に起因するものなどのさまざまなタイプがあるため、そのうちの1つを対象としたいのか、すべて含めてもよいのか、事前に定めておく必要があります。また、糖尿病の診断基準に関しても、特定の基準を用いていなければならないのか、著者らが糖尿病患者を対象としたと述べていればよいのか、自身の知りたいことに応じて範囲を定めることが求められます。さらに、成人や小児、高齢者など対象者の年齢の範囲も決めておくべきです。

　続いて、レビューする範囲をより明瞭にするため、1つ目のC（研究の範囲）として介入、現象、アウトカム、研究デザインなどについて検討します。先ほどの疑問の例においては、「セルフケアを促進するための支援」が1つ目のCに当たります。P（集団の特徴）と同様に、支援には何を含めるのか、効果の指標に何を用いている文献を対象とするのか、具体的な基準を定めましょう。そして、2つ目のC（場面や環境）は文化、場所、国、地域などを限定する場合に追加するものです。たとえば、日本で実施されている支援についてレビューしたいのであれば、2つ目のCに日本を追加します。2つ目のCは必ず設定しなければならないものではなく、レビュークエスチョンによっては何もない場合もあります。

レビュークエスチョンを特定するステップにおいて大切な点は、レビューの対象となる範囲が狭ければよいのではなく、自身が明らかにしたい疑問に適した範囲になっていることです。このPCCをもとに検索を行い、自身の関心のある先行研究を網羅することができるかを振り返りながら検討していきましょう。適切なレビュークエスチョンになっているか、自分ひとりでは判断できないこともあると思います。関心のある分野に詳しい専門家などに助言を得ながら、各要素を吟味することが望ましいです。

3 | 予備検索

レビュークエスチョンを設定する際には、予備検索を行うことをおすすめします。PCCの要素に関するキーワードを組み合わせて文献データベースを検索し、自身のレビュークエスチョンに関してすでにレビュー論文は発表されていないか、レビュークエスチョンに関連する文献はどれぐらいあるかなどを確認します。この際、キー論文がどの程度あるかについても確認しておくと、レビュークエスチョンの範囲の適切さを判断するうえで役立つ情報となります。キー論文とはレビューで採用される可能性が高い文献のことです。設定したPCCの要素を含んだ研究テーマである文献やレビュークエスチョンの回答になりえる文献など、あらかじめレビューすべき論文があることを知っている場合、それらが含まれているか確認しましょう。

この後のステップに進んでしまってから同じテーマのレビュー論文の存在に気が付いたり、キー論文が全くないことが判明したりするとタイムロスにつながるため、この時点での予備検索は重要な意味を持ちます。また、キー論文が多すぎる場合もPCCが不適切であるかもしれません。PCCの各要素を見直し、必要に応じて複数のレビュークエスチョンを設定し、別のスコーピングレビューとして実施するほうが、レビュー後に自身が実施すべき研究内容がより明確になります。

2. プロトコルの作成

2つ目のステップはプロトコルの作成です。スコーピングレビューでは、システマティックレビューと同様に、実施前にプロトコルを作成する必要があります。現在、PROSPEROではスコーピングレビューのプロトコルの登録を受け付けていませんが、the Open Science FrameworkやFigshareなどのほかのサイトに登録することは可能です。また、プロトコル論文を受け付けているジャーナルもあります。JBIからプロトコルのテンプレートを入手することができるため、ここではそれに沿ってプロトコルの例を示します（**表3**）[3-4]。

表3 プロトコルの項目

項目	説明
タイトル	レビューのトピックが明瞭なタイトルを作成し、スコーピングレビューであることを明記する。
目的、レビュークエスチョン	レビューによって明らかにしたいことを記載する。
背景	スコーピングレビューの必要性と臨床現場への有用性について、理論的根拠を記載する。
選択基準	PCCフレームワークの構成要素をもとに設定した、レビューにどんな文献を含めるか/除外するかを決定するための基準を記載する。
文献の種類	レビューの目的に応じて設定した、レビューの対象となる文献の種類を記載する。
メソッド	用いるスコーピングレビューの方法論やフレームワークを記載する。
文献検索	検索に用いる文献データベース、検索式、検索期間、言語など、検索方法について記載する。
文献のスクリーニング、データ抽出	文献のスクリーニング手順と抽出するデータの項目を記載する。
データの分析と提示	抽出したデータの分析方法と提示方法を記載する。
プロトコルからの逸脱	レビューを実施する中でプロトコルに修正が必要になった場合の対応について記載する。

1 | タイトル

　読者が自身の興味がある分野のレビューであるかを判断できるように、プロトコルのトピックを正確に説明し、PCCのフレームワークに沿った単語をタイトルに含めることが重要です。また、読者が原稿の種類を簡単に判断できるように「スコーピングレビュー」と含める必要があります。プロトコル論文の場合は「スコーピングレビュープロトコル」を含めます。

2 | 目的、レビュークエスチョン

　スコーピングレビューのプロトコルにおける一般的な問題はレビューの目的が不明瞭であるか、PCCの各要素が定まっておらず、レビュークエスチョンがわかりにくいことにあります。このレビューからどのような研究エビデンスが抽出されるのか、読者が理解できるように記載することが求められます。

3 | 背景

　背景のセクションでは、レビューを実施するための理論的根拠を示します。これを示すことで、なぜスコーピングレビューが必要なのか、そしてそれが臨床現場においてどのようなニーズを満たすのかを読者が理解できるようになります。また、ほかの文献レビューの方法ではなく、スコーピングレビューがその問題を解決するのに適したツールであることも背景で述べなければいけません。加えて、同様のテーマでスコーピングレビューやシステマティッ

クレビューがすでに発表されているのか、または進行中であるのかについても説明します。これは自身のレビューの新規性を示すうえで重要な情報となります。

4 | 選択基準

文献の選択基準と除外基準は、PCC の構成要素をもとに設定していきます。これらの基準はレビューの目的とレビュークエスチョンに関連し、レビューに何を含めるか/除外するかを決定するために用いられます。

5 | 文献の種類

スコーピングレビューでは、一次研究、レビュー論文、メタアナリシス、レター、ガイドラインなど、あらゆる文献の種類を対象にすることができます。レビューの目的に応じて範囲を設定しましょう。

6 | 方法論やフレームワーク

スコーピングレビューはある程度統一された標準的な方法で体系的に文献の検索やデータの抽出を行うため、スコーピングレビューの方法論やフレームワーク（PRISMA ScR など）がいくつか存在します。どれを使用するのか、方法のセクションの冒頭に記載します。

7 | 文献検索

文献検索は複数のデータベースを用いて実施することが望ましく、医中誌 Web、PubMed などの文献データベースだけでなく、必要に応じて先行研究の引用文献や主要雑誌のハンドサーチなどの情報源を用いて検索します。

検索式は PCC の各要素に基づいたキーワードや単語を組み合わせて作成します。類似するテーマのスコーピングレビューやシステマティックレビューの検索式で用いられているキーワードを参考にしましょう。文献検索の詳細は 3 章を参考にしてください。

8 | 文献のスクリーニング、データ抽出

文献のスクリーニングの手順とデータの抽出の方法についてもプロトコルを作成する段階で定めておきます。採択された文献から抽出するデータの項目はレビュークエスチョンに応じて変化するものですが、一般的には著者、発行年、場所・国、研究目的、対象集団とサンプルサイズ、介入方法、比較対照群の特徴、主要なアウトカム、レビュークエスチョンに関連する主な結果などが挙げられます。

9 | データの分析と提示

抽出したデータをどのように分析して提示するのか、前もって定めておきます。図や表を用いるのであればその種類まで決めておくと、この後の作業をスムーズに進めることができます。プロトコルを作成する段階では、レビューの目的を達成するため、またはレビュークエスチョンに回答するために最善の結果の提示方法を検討します。

10 | プロトコルからの逸脱

立てたプロトコルに沿ってレビューを遂行することが望ましいですが、レビューを実施する中でプロトコルに修正が必要になる場合もあります。プロトコルをデータベースに登録したり、プロトコル論文を出版したりしたうえでプロトコルからの逸脱があった場合、レビューの原稿中でこれらの逸脱について明確に示し、スコーピングレビューの実施プロセスの透明性を担保する必要があります。

3. 文献検索・スクリーニング

3つ目のステップは文献検索とスクリーニング（図2）です。まず、前のステップで作成したプロトコルに沿って文献検索を行います。続いて、スコーピングレビューでは複数の文献データベースから文献を集めているため、重複して収載されている文献が一定数あります。タイトルや著者名、書誌情報などを確認しながらそれらを1つにまとめます。そして、選択基準・除外基準に照らし合わせながら検索によって得られた文献の適格性を評価し、スクリーニングを行います。Rayyan（Rayyan Systems, Inc., USA）[5]などのスクリーニング用のソフトを使用することで、効率的にスクリーニングを進めることができるのでぜひ活用しましょう。各データベースの検索結果をRayyanでサポートされているファイル形式（CSVやBibTeXなど）でエクスポート

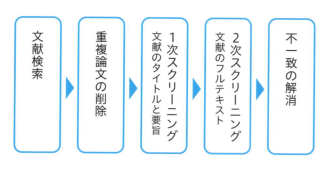

図2　文献検索とスクリーニング

し、Rayyan で読み込みます。検索結果のエクスポートやファイルの読み込みの手順は Rayyan のサイトから確認できますので、これを参考にしながら準備をしましょう[6]。

スコーピングレビューでは2段階に分けて文献をスクリーニングします。1次スクリーニングでは、文献のタイトルと要旨のみを読み、明確に選定基準を満たしていないことが確認できる文献を除外します。判断に悩む場合は無理には除外しません。続いて、2次スクリーニングでは、1次スクリーニングで採択された文献のフルテキストを読み、選定基準を満たす文献をピックアップします。文献データベースやジャーナルなどからフルテキストを入手できない場合は、著者にメールで問い合わせたり、図書館に複写を依頼したりすることで入手します。フルテキストの入手が完了したら、方法や結果を中心に読み、選択基準に適した文献であるか判断します。2次スクリーニングでは除外した理由を記録する必要があるため、事前に理由をリストアップしておくとスムーズに作業を進めることができます。恣意的な選択にならないように、スクリーニングは1次、2次ともに2名以上の研究者が独立して行うことが推奨されています。したがって、各スクリーニングの段階において、すべての文献のスクリーニングが終わるまではペアの研究者がどちらの選択をしたかを見てはいけません。Rayyan にはブラインド機能が搭載されているため、それを使用するのがよいでしょう。

両者の評価が終わったらそれぞれの結果を照らし合わせ、研究者の間で意見が分かれた場合は、選定基準に基づいて話し合いを行い、適格性を再評価します。この際の不一致を最小限にするため、PCC の各要素を洗練させることが重要なのです。

4. データの抽出

4つ目のステップはデータの抽出です。データの抽出とは、スクリーニングで採択された文献からレビュークエスチョンを解決するのに必要な情報を抽出・分析する作業のことです。ステップ2で立てたプロトコルに沿って行います。

データ抽出の作業は、Microsoft Excel などで作成したフォームに必要な情報を入力しながら進めていきます（表4）。フォームはプロトコルを作成するステップにおいて事前に作成しておきます。入力フォームができたら、まずはいくつか少数の論文からデータ抽出を行い、運用するうえで問題がないか確認します。必要であればフォームを修正したり、抽出項目を確認したりします。この作業をとおしてフォームをブラッシュアップし、フォームが完成

したら残りの文献からもデータを抽出します。スクリーニング同様、独立した2名によってデータを抽出していくことが望ましいですが、難しい場合はどちらかがデータの抽出、もう一方が該当する論文にそのデータが記載されているか確認するという方法もあります。

表4 データ抽出のフォーム作成例

文献番号	著者・年・国	研究目的	対象集団	サンプルサイズ	…
1	佐藤ら、20XX年、日本	患者教育の内容によるセルフケア能力の違いを明らかにすること	A県内の病院に通院・入院している18歳以上の2型糖尿病患者	70人	…
2	鈴木ら、20YY年、日本	セルフケア行動の向上を目指して開発された新規教育プログラムの効果を検証すること	B病院に外来通院している男性2型糖尿病患者	介入群：50名対照群：50名	…
⋮	⋮	⋮	⋮	⋮	⋮

→抽出するデータの項目ごとに列を作成し、1行につき1つの文献のデータを記入する

5. 結果の提示

　5つ目のステップは結果の提示です。スコーピングレビューにおける結果は「どのようなことがこれまで研究されてきたか」であり、目的やレビュークエスチョンに沿って、スクリーニングの過程や抽出したデータを示します。
　スコーピングレビューは網羅的に先行研究のエビデンスをまとめることが目的です。したがって、どれくらいの件数が検索によって得られ、どのような基準で最終的に何件が採択されたのか、スクリーニングの過程を示すことが重要です。多くのスコーピングレビューは PRISMA-ScR チェックリストに則って発表されており、ほとんどの論文で結果の提示において PRISMA flow diagram が使用されます（**図3**）。検索によって得られた件数、重複を除外した後の件数、1次・2次スクリーニング後の件数などを提示します。記録しておいた2次スクリーニングで文献を除外した理由も PRISMA flow diagram で示します[7]。
　抽出したデータは図表を用いて示されます。図表には多くの種類があり、レビュークエスチョンやデータの特性によって効果的なものを選択する必要があります。たとえば、過去のスコーピングレビューでは、レビューに採択された文献の特性を提示する際、約83％が表を用いていることが報告されていますが、その種類は各文献の主要な特性を記述した基本的な表から、セルの値を強調できるヒートマップまでさまざまでした[8]。表は一覧性が高く、多様な情報をわかりやすくまとめる際に有用です。また、グラフも結果の提示に用いられます。たとえば、糖尿病患者のセルフケアを促進するための教育

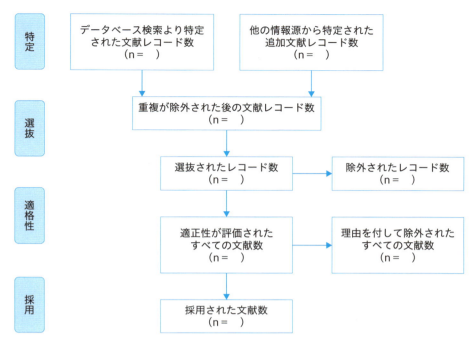

図3 PRISMA flow diagram
［出典］文献7）より引用

について、教育内容に関する研究と教育方法に関する研究の文献数を比較したいとき、数量を可視化できる棒グラフが適しています。また、採択された文献の研究デザインの割合を示したい場合は円グラフ、採択された文献数の年次推移を示したい場合は折れ線グラフなど、示したい結果に合わせてグラフを選択します。得られたデータを見てから提示方法を決めるのではなく、レビュークエスチョンを定め、プロトコルを立てる段階でどの種類の図表を用いるか決めておきましょう。

6. 考察

最後のステップは考察です。考察の第1パラグラフでは研究概要、テーマ、文献の種別などを含む採択された文献の主要な結果を述べることがスタンダードだとされています。すべての結果を述べることは難しいため、レビュークエスチョンへの回答にあたる主要な結果の要約を記述します。第2パラグラフ以降では先行研究を引用しながらレビュークエスチョンに対して丁寧に回答していきます。この際、レビューの意義や限界についても述べます。これにより、先行研究によって「どこまで明らかにされていて、何が明らかになっていないのか」を提示します。そして、整理されて明確になった先行研

究によって明らかになっていないことがRQの基礎になります。

引用文献
1）JBI REVIEWER'S MANUAL. 2020.
2）Tricco, AC. Lillie, E. et al.：PRISMA extension for scoping reviews（PRISMA-ScR）：Checklist and explanation, Ann Intern Med, 169（7）：467-73, 2018.
3）JBI：Resources. https://jbi.global/scoping-review-network/resources
4）Peters, MDJ. Godfrey, C. et al.：Best practice guidance and reporting items for the development of scoping review protocols, JBI Evid Synth. 20（4）：953-968, 2022.
5）Ouzzani, M. Hammady, H. et al.：Rayyan-a web and mobile app for systematic reviews. Syst Rev. 5（1）：210, 2016.
6）Rayyan：How to Use Rayyan Features. https://help.rayyan.ai/hc/en-us/sections/21834003126673-How-to-Use-Rayyan-Features
7）友利幸之介, 澤田辰徳他：スコーピングレビューのための報告ガイドライン日本語版：PRISMA-ScR, 日本臨床作業療法研究, 7（1）：70-76, 2020.
8）Pham, MT. Rajić, A, et al.：A scoping review of scoping reviews：Advancing the approach and enhancing the consistency, Res Synth Methods, 5（4）：371-85, 2014.

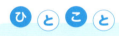

文献と旅

　文献検索中は、文献の世界に没頭します。こんな研究がすでに行われていたのかと感激し、より深く知りたくなります。

　米国の学会に参加した時、著者にお話を伺ったり、現地の方の体格や生活習慣を実感したりすることで、研究の背景にある研究者の考えや臨床課題を知ることができました。文献とリアリティーがつながった瞬間でした。インドネシアを訪問した際には、ある看護師が「読みましたよ」と数日前に掲載された私の論文を見せてくれました。自分が書いた論文が、世界を旅していることを知ったのです。

　広くて深い文献の世界。それは、文献が単なる文字の羅列ではなく、リアリティーだからです。文献を通じて旅を楽しみ、論文を旅に出してみませんか？

（大江真琴）

3

リサーチクエスチョンの
構成要素の明確化

　スコーピングレビューを通して CQ から RQ を導くプロセスについては前節までに解説してきました。しかし、スコーピングレビューで明確になったことは「先行研究によって明らかになっていないこと」や「次に研究が必要な領域」であり、具体的にどのような研究を実施すべきかについては明確ではありません。したがって、研究計画を立案できるように RQ の構成要素を明確化する作業を行います。

1. RQ を明確化する：PICO/PECO

　RQ を明確にするために、レビュークエスチョンを特定した時と同じく、疑問をフレームワーク（枠組み、2章3、3章8参照）に落とし込み、定式化します。フレームワークには PICO/PECO、PEO などがあり、それぞれ RQ を構成する要素の頭文字をとって示しています（表5）。ここでは臨床研究においてよく用いられる PICO/PECO について具体例を示します。

　たとえば、「寝たきり高齢者の保湿ケアは褥瘡発生を防ぐことができるか？」という疑問を持った場合、PICO が用いられます。P は「寝たきり高齢者」、I は「保湿ケア」、C は「保湿ケアを実施しない人」、O は「褥瘡発生率が低い」となります。一方、「寝たきり高齢者の失禁は褥瘡発生に影響するか？」という疑問の場合、PECO が用いられます。P は「寝たきり高齢者」、E は「失禁」、C は「失禁がない人」、O は「褥瘡発生率が高い」こととなります。このように、ケアや治療を評価したい時には PICO を用い、介入研究が必要であるということがわかります。そして、リスク要因を見つけたり特定したりする場合は PECO を用い、観察研究が適しているということがわかります。つまり、PICO/PECO を立てることで自分が実施する研究の対象患者や試験群、対照群、主要なアウトカムを明確にでき、研究計画を立案するうえで必要な内容を整理できます。

表5　PICO/PECO/PEOの各要素と内容

フレームワーク	要素	内容
PICO/PECO	Population*	対象：どのような患者（対象集団）に
	Intervention または Exposure	介入：どのような介入をしたら 曝露：どのような要因があると
	Comparison*	比較：異なる方法と比較して
	Outcome	アウトカム：どうなるか
PEO	Population*	対象：どのような患者（対象集団）に
	Exposure	曝露：どのような曝露を受けたら
	Outcome	アウトカム：どうなるか

（*Pは Patients あるいは Participant、C は Control などとすることもある）

さらに、RQを構築することができたら、よいRQであるか、よい研究であるかをチェックする必要があります。網羅的にチェックする基準としてFINER（FINE）があります[1]（2章3参照）。

＊

この章では、スコーピングレビューの紹介をとおして、CQからRQを立てるまでのプロセスについて説明しました。研究を実施するうえで先行研究のエビデンスを整理し、「どこまで明らかにされていて、何が明らかになっていないのか」を理解することはとても重要であり、欠かせないステップです。ぜひスコーピングレビューの作法にのっとり、先行研究を網羅的に探索し、自身の興味がある分野の研究を精査してみてください。

引用文献
1）Hulley, SB. Cummings, SR. et al.：Designing clinical research. Lippincott Williams & Wilkins, 2007.

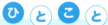

掲載不可を恐れない

　雑誌に論文を投稿すると、掲載に値するものかどうか第三者によって判断される査読という作業が行われます。私の初めての論文は、手厳しい査読のコメント付きで掲載不可となりました。多くの先生方にご指導いただき、全力を出し切って書き上げた論文だったので、当時はとても落ち込みました。しかし、繰り返し投稿する中で、査読コメントは悲観的にとらえるのではなく、よりわかりやすい論文にするための参考にすればいいのだと前向きにとらえることができるようになりました。

　皆さんは本書を読み、研究をスタートされるところだと思います。掲載不可を恐れず、皆さんが明らかにした素晴らしい研究成果をぜひ論文として世界に発信してください。

（國光真生）

5章

概念枠組みを決定するための文献レビュー

1

概念枠組みとその構成要素

1. 概念枠組みとは

　　看護研究における概念枠組みは、研究全体の方向性を定め、論理的な考え
を示すための重要な要素です。この概念枠組みは、研究枠組みと表現される
こともあります。概念枠組みは、研究者が明らかにしたい看護の現象を説明
する理論的な基盤です。すなわち、概念枠組みは、研究の方向性を明確にす
る「仮説」であり、どのようなデータを収集するのかなど質問を設定する際の
道標になります。表1に概念枠組みの役割について提示します。

　　一般的に看護研究では、図1（再掲）に示す「仮説」部分を概念枠組みと呼
んでいます。研究計画の段階において概念枠組みを考えることで、目的から
結果まで論理的で一貫性のあるデータを取り扱うことができます。概念枠組
みは、研究の鍵となる概念間の関係を陳述するもので、一般的に図を用いて
表現します。諸概念やその関係性は、先行研究の文献レビューを基に帰納的
な方法で作成します。概念枠組みを検討する際にも文献レビューは大事なプ
ロセスになります。

表1　研究における概念枠組みの役割

概念枠組みの役割	明確になる点
（1）研究の方向性を明確にする	・明らかにしたい問いは何か ・どのようなデータを収集するか ・どのように分析するか
（2）研究全体の一貫性を保つ	・目的から結果までの論理性 ・仮説の妥当性

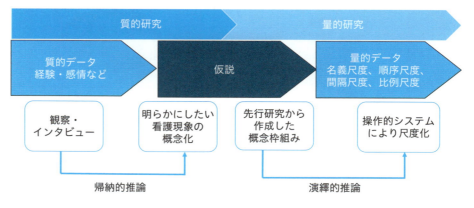

図1　質的研究と量的研究のデータの特徴（再掲）

2. 概念枠組みの構成要素

　概念枠組みの構成要素には、「概念」「命題」「理論」があります。各要素については以下に記述します。

1 | 概念

　概念について、実用日本語表現辞典によると、

> 「概念」とは、思考において把握される、物事の「何たるか」という部分のことである。具体的には、「抽象的かつ普遍的なものとして捉えられた、そのものが示す性質」、「対象を総括して概括した内容」、あるいは、「物事についての大まかな知識や理解」などのことである。
> わかりやすく大雑把に言ってしまえば、概念とは「どういう事か」「どういう物か」について捉えられる内容そのもののことである。

と定義されています[1]。

　概念にはさまざまな抽象度があり、概念よりも抽象度が高い概念に「構成概念」があります。

　単純な例として、下記に7つの言葉を並べます。

> 肉、キャベツ、果物、食べ物、バナナ、野菜、鶏肉

 これらの言葉を階層化して抽象度を比較してください。そして、何の概念を説明しているのか考えてみましょう。

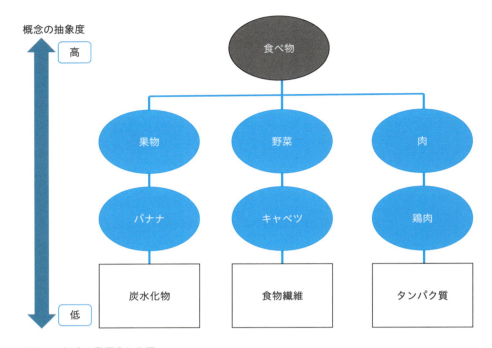

図2 概念の階層化と分類

　さらに概念のまとまりを考えて区別してみましょう。
　前述の問いの答えを図2に示します。概念を抽象度の高い順番で並べると、提示した概念の中で最も抽象度の高い概念は「食べ物」であることがわかります。その下の概念は「果物」「野菜」「肉」となり、そのさらに下の概念に「バナナ」「キャベツ」「鶏肉」と階層化できます。また、下位概念の下には、「バナナ」「キャベツ」「鶏肉」に含まれる主要栄養素を置くことで、これにより具体的に「食べ物」を観察可能な数値データに置き換えることが可能となります。
　ここでは単純な「食べ物」の例で説明しましたが、看護の概念に置き換えるとこれらの関係は複雑になります。ポイントは、同じ物事を表す概念で分類し、さらに概念の抽象度に応じて階層化することです。
　次に、看護の現象を説明する概念を図3に示します。ここでは、「認知症者家族の感情」という概念に着目します。なお、図3は概念の階層化を説明するための一例ですので、文献レビューを経て作成したものでないことを事前にご理解ください。
　「認知症者の家族の感情」は抽象度の高い構成概念であり、直接観察することはできません。認知症者の家族の感情を説明できる概念を、たとえば「不安」「負担」「達成感」「うつ」の概念で説明できると仮定します。この過程は本来であれば文献レビューを通して導くことになります。「不安」「負担」「達成感」「うつ」の概念は観察可能な概念であり、さらに概念の操作的定義を経て、測定可能な変数に置き換えることができます。

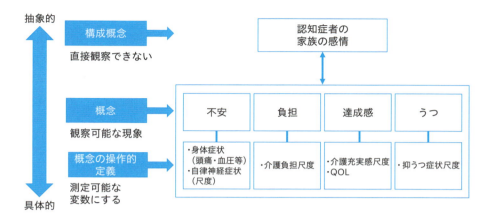

図3　「認知症者の家族の感情」に関する概念

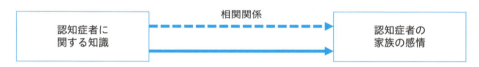

図4　研究仮説と概念の記述例

2｜命題

　命題とは概念間の関係性を陳述するものであり、概念間のつながりや因果関係を述べるものです。図3で考えると、各概念をつなげる線、矢印が命題になります。図3は単純化するために縦の概念関係のみで説明しています。

　図4は、横の概念関係を表示しています。すなわち、研究仮説に基づいた概念間の関係の説明です。たとえば、認知症者の家族の感情に着目した研究テーマに取り組む際、先行研究では知識と感情の関連は明らかになっていないと仮定します。しかし、研究者の経験よりこの2つには関連が強いと予測していて、「認知症者に対する家族の知識と家族の感情には関連がある」という仮説を立てました。この場合の相関関係は未解明な部分なので、図示する際には破線を用います。あるいは、先行研究で知識と感情の関連性が既に明らかである場合は実線で図示します。この場合は、次の段階の研究として家族の知識を高くする介入をし、因果関係を証明する研究デザインを行うことになります。

3 | 理論

　看護理論は、看護の実践を体系的に説明し、看護師が看護の役割を果たすための指針を示す理論的枠組みのことです。ここでは、研究における「概念枠組み」としてとらえ、特定の看護現象を説明するための枠組みであり、概念と命題を体系的に整理したものと考えましょう。

　既存の理論には大理論、中範囲理論、実践理論などがあり、それぞれの理論は異なるレベルの抽象度と適用範囲を持ちます。概念枠組みは既存の理論を基にして利用することもあります。

　看護現象を説明できる理論がない場合は、文献レビューを通して研究者が枠組みを作成します。

3. 概念枠組み（概念間の関係陳述）の構築

　概念枠組みを作成する過程のすべてにおいて文献レビューが重要になります。概念枠組みにおける命題（概念間の関係陳述）の構築は、概念間の関係を明確に示すために重要です。これにより、研究の焦点が明確になり、仮説の形成、データ収集、分析、結果の解釈が一貫して行われます。概念間の関係陳述を適切に構築することで、研究の信頼性と妥当性が向上します。

　図5に概念枠組みの作成方法について示します。

1 | 概念の明確化

　文献レビューを実施しながら、明らかにしたい看護現象や問いの中心に来る概念を明確化していきます。さらに研究対象とする各概念の定義を記述します。

2 | 枠組みの構築

　文献レビューを通して解明部分と未解明部分の関係性を検討します。また、未解明部分のどの部分を明らかにしたいのかを明確にして、具体的な仮説を構築します。

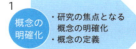

図5　概念枠組みの作成方法

既存の研究や理論を調査し、自分の研究仮説に適した概念やモデルを検索します。適切な理論がない場合は自身で新たな枠組みを構築します。

3 | 研究デザインの設計

概念枠組みに基づいて研究のデザインを選択し、方法を具体的に設計します。

4 | 検証と修正

実際のデータ収集と分析を通じて関係陳述を検証し、必要に応じて修正します。

概念の明確化と枠組みの構築の作業は順序を付けられるものではないため、概念間の関係性を検討しながら、概念の定義に戻ることもあります。

5 | その他

図6に概念間の関係陳述の具体例を示します。まずは、「認知症者に関する知識」と「認知症者の家族の感情」の概念を定義します。この例では、「認知症者に関する知識」は「症状の理解」「疾患の特徴」「コミュニケーション方法」の3つの内容となり、図の中の②で説明できます。同様に、「認知症者の家族の感情」は、「不安」「負担」「達成感」「うつ」の4つの感情で、図中の③で説明しています。

構成概念間の陳述は仮説であり、「認知症者に関する知識と家族の感情には関連がある」という図中①の仮説を立てました。①はこれからの研究で検証する部分であるため、破線で記しています。

概念の操作的定義は、図中の④⑤で説明し、各概念を測定可能な変数へと置き換えています。

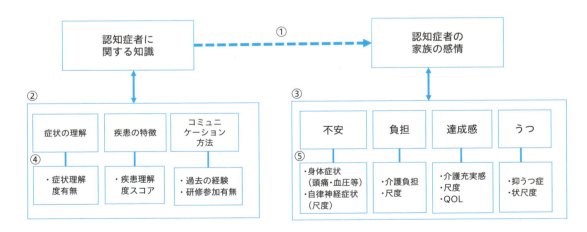

図6　概念間の関係陳述

研究では、完成した概念枠組みに沿ってデータを収集し、分析することで破線①の仮説を検証することになります。

4. 文献クリティーク（サブストラクション）

　研究枠組みのクリティーク方法の1つとして、サブストラクションを紹介します。サブストラクションは1979年にHinshawが看護論文で紹介し、その後DulockとHolzemerがアウトカムモデル、操作的システムを関連付けて発展させてきました。サブストラクションとは、研究のなかで測定される変数の妥当性を明確に提示する方法として、図7のように「理論的システム」と「操作的システム」を明確にして、研究の枠組みを視覚化するクリティーク方法です。

　日本では、雑誌『看護研究』で何度か特集されています。筆者が修士課程で学んでいた学生時代、研究を進めていくうえで概念枠組みを構築することに困難を感じていた際に、『看護研究』のサブストラクションの特集号を何度も読み返し学修した記憶が今でも鮮明に残っています。当時、さまざまな書籍を読みあさりましたが、概念枠組みを理解するにはサブストラクションが最も役に立ちました。仮説検証型の研究論文をクリティークする際にサブストラクションの手法を用いて理論的基盤や研究方法の関連性を確認することで、概念枠組みの構築が理解できると確信しています。

　ここでは、筆者が執筆した下記の研究論文に関して、サブストラクションを用いてクリティークします。表2にアウトカムモデル例、表3に研究の概要、図7にサブストラクションの全体像を一例として示します。なお、文献レビューは研究当初のものなので対象論文の年代が古いものであることをご了承ください。

●論文

> Kaitani T, Tokunaga K, Matsui N, Sanada H. Risk factors related to the development of pressure ulcers in the critical care setting, J Clin Nurs, 19（3-4）：414-21, 2010.[2]

●研究の背景

> 　研究当初（2003年）までに開発されていた褥瘡発生リスクアセスメントスケールをレビューし、クリティカルケアの場におけるアセスメントツールの予測妥当性についてクリティークしたが、クリティカルな患者の褥瘡発生を予測できるリスクアセスメントツールを選択することは難しいとの結論に至った。
> 　そこで、理論的枠組みが帰納的方法で構築されたブレーデンスケールを基盤に、クリティカルケアでの特徴的な項目を追加してアセスメントすることで、褥瘡発生が予測できるのではないかと考え、研究を開始した。

表2 アウトカムモデル例

	インプット (inputs)	プロセス (processes)	アウトカム (outcomes)
クライアント (client)	クリティカルな状態の 患者(ICU/HCU入室)		褥瘡の発生 (NPUAP Ⅰ～Ⅳ)
プロバイダー (provider)			
セッティング (setting)		ICUとHCUでの 治療環境	

［出典］文献2）より引用

表3 Kaitaniらの研究の概要

テーマ	Risk factors related to the development of pressure ulcers in the critical care setting
著者	Toshiko Kaitani, Keiko Tokunaga, Noriko Matsui and Hiromi Sanada
出典	J Clin Nurs. 2010；19(3-4)：414-21.
研究デザイン	関連検証型
目的	クリティカルケアの場（ICU/HCU）で発生する褥瘡発生の危険因子としてクリティカルな状態と褥瘡発生の関連を検証すること
対象者	調査期間中に606床の大学附属病院ICU/HCUに入室した20歳以上の患者272人中、研究同意が得られ、かつ①～③の条件を満たす方を調査対象とした。 ①入院時に褥瘡を保有していない ②ICU/HCUに24時間以上滞在している ③歩行/自力体位変換ができない
対象人数	3カ月間でのICU/HCU入室した者272名中、入院時に褥瘡を保有もしくは自力での歩行や体位変換が可能である32名を除外して240名が対象であった。
褥瘡の判定	1日1回清拭の際に3名の看護師で皮膚を観察（うち1名はWOCN）し、褥瘡の有無を評価した。褥瘡が発生した際にはステージⅠ～Ⅳ（NPUAP）に分類した。患者がICU/HCU入室1日目から3日目まで、その後2日ごとに情報収集を行い、最高15日目までの9回目の調査で終了とした。
結果	対象者の平均年齢は62.3(16.1)歳、3カ月間でのクリティカルケアでの褥瘡率は11.2％。多変量解析の結果、褥瘡発生患者は発生のない患者に比較して優位に体位変換回数が少なかった（OR＝0.452, 95% CI：0.004-0.470, p＜0.01）。
結論	褥瘡発生と関連のあった要因は、緊急ICU/HCU入室、体位変換頻度であった。

［出典］文献2）より引用

　クライアントとして、本研究ではICU/HCUに入室する対象者をクリティカルな状態の患者としています。このICUとHCUでの治療環境が褥瘡発生のアウトカムに影響するのではないかという仮説です。

　図7にサブストラクションの例を提示します。褥瘡の発生要因は、圧迫と組織耐久性であるとするBradenら[3]の研究による褥瘡発生の概念枠組みを基に使用し、発生要因を圧迫と組織耐久性としました。そして、クリティカルケアの場の患者の特殊性を考慮し、圧迫と組織耐久性に影響するものとして、「クリティカルな状態」の構成概念を新たに加え、発生予測が可能になるとの仮説を立てています。「クリティカルな状態」を説明する概念として、先

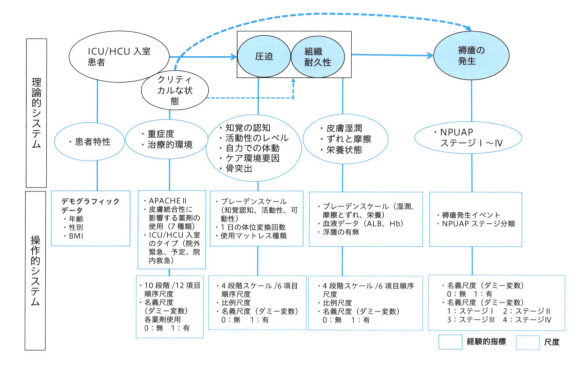

図7 サブストラクションの全体像の一例
［出典］文献2）より引用

行文献より得られた患者の「重症度」と「治療的環境」を加えました。

「治療的環境」としては、特定の薬剤の使用が考えられます。特定の薬剤とは、循環動態に影響するといわれているカテコールアミン、エピネフリン、コルチコステロイドが皮膚統合性へ影響することが報告されています[4-7]。アセスメントの段階で褥瘡発生リスクが高いと判断されても、甲状腺ホルモンの治療薬剤使用中には、褥瘡の発生がなかったとの症例報告があります[7]。以上よりクリティカルケアにおいては、その医学的治療が褥瘡発生の特別なリスクを引き起こす状況を作っていると予測して、治療的環境を知ることは褥瘡発生予測の1つになると考えました。

「クリティカルな状態」が圧迫と組織耐久性に影響することは先行研究の報告では散見されていましたが、統計学的な検証には至っていなかったため図7では破線で表しています。さらに、本研究の仮説である、「クリティカルな状態」が褥瘡発生につながっていることに関しても破線で提示しています。

以上のように、論文をクリティークする際にサブストラクションを用いることで、研究者が明らかにしたい看護の現象の全体像や研究の方向性が明確になります。また、収集しているデータは妥当であるかどうか、不足しているデータはないかどうかなど、詳細なクリティークが可能になります。

サブストラクションは論文クリティークの一例ではありますが、自身の研

究計画を立案する際にも、研究の概念枠組みを図式化することで計画を綿密に立案できます。概念枠組みが決定したら、研究デザインの設計、検証を経て、実際にデータ収集を行うことになります（図5）。データ収集後の分析方法は、枠組みを見れば一目瞭然です。枠組みまで完成すれば研究はほとんど完成したともいえるでしょう。

　次の5章2では、重要なステップである概念枠組みの作成までを研究事例で紹介します。

引用文献
1) Weblio 国語辞典．実用日本語表現辞典　概念．〈https://www.weblio.jp/content/%E6%A6%82%E5%BF%B5〉
2) Kaitani, T. Tokunaga, K. et al.：Risk factors related to the development of pressure ulcers in the critical care setting, J Clinical Nurs, 19(3-4)：414-21, 2010.
3) Braden, B. Bergstrom, N.：A conceptual schema for the study of the etiology of pressure sores, Rehabil Nurs, 12(1)：8-12, 1987.
4) 山勢善江：クリティカルケアにおける褥瘡発生予測法の開発，第1回日本救急看護学会誌, 1：31-42, 1999.
5) Theaker, C. Mannan, M. et al.：Risk factors for pressure sores in the critically ill, Anaesthesia, 55(3)：221-4, 2000.
6) Stordeur, S. Laurent, S. D'Hoore, W.：The importance of repeated risk assessment for pressure sores in cardiovascular surgery, J Cardiovasc surg. 39(3)：343-9, 1998.
7) Capobianco, ML. McDonald, DD.：Factors affecting the predictive validity of the Braden Scale, Adv Wound Care, 9(6)：32-6, 1996.

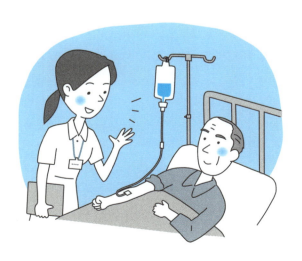

2

概念枠組みの作成例

1. クリニカルクエスチョンをリサーチクエスチョンの問いにする

クリニカルクエスチョン（CQ）をリサーチクエスチョン（RQ）の問いにするためのプロセスを、36 ページの研究計画シートに沿って説明します。

まずは、項目 1 を整理します。項目 1 では、臨床で感じている疑問点（CQ）を挙げていきます。「When（いつ）」「Where（どこで）」「Who（誰が）」「What（何を）」「Why（なぜ）」「How（どのように）」の 5W1H を意識して疑問を整理し、1 文に 1 つの CQ となるように列挙します。本項でははじめに背景を紹介していますが、CQ を列挙できればよいでしょう。

---

1. 臨床で日常的に感じている疑問点（CQ）を挙げてみましょう。
※「○○に困っている」「なぜ○○が起きるのかわからない」「このケアは効果的なのか」など
※複数ある場合には優先順位も付けてみましょう

【臨床で感じている疑問点】
　末期腎不全患者に対する腎代替療法には、透析療法である血液透析と腹膜透析、そして腎移植の 3 つのオプション[1]がある。腎移植は、透析療法による時間的な拘束が少なく日常生活の QOL が高い[2]治療法であるが、移植後は拒絶反応を抑えるため免疫抑制薬の継続的服用が必要であり、高血圧や糖尿病などの生活習慣病や悪性腫瘍の発生には注意が必要である[2]といわれている。また、腎移植後の死因において、悪性腫瘍が占める割合は年代ごとに増加傾向にあり、2010〜2021 年では、腎移植患者の死因の第 1 位[2]となっている。そのため、悪性腫瘍のスクリーニングのためのがん検診（以下、がん検診）を定期的に受け、早期発見・早期治療を行うことが重要である。

　日本では、腎移植患者の定期的ながん検診は、移植後悪性腫瘍の早期診断に有用である[3]ことが明らかとされている一方で、腎移植患者のがん検診受診状況は、女性特有のがん以外は有意に国民平均よりも低い受診率である[4]ことが明らかとなっている。

　このような背景から、以下の 2 つの点に疑問を持った。
CQ1：腎移植患者のがん検診受診率はどれぐらいか？
CQ2：免疫抑制薬を継続的に服用する必要のある腎移植患者は、がん検診を定期的に受けることが必要であるが、がん検診を受ける/受けないには、どのような要素（患者属性、治療状況、がん検診受診に関する患者の認識や知識）が関係しているのか？

疑問点のジャンルを選んでみましょう
1）予防・治療　2）診断・検査法　3）実態・予後　4）病因　5）経済　6）医療の質

次に、項目２を整理します。項目１で挙げた疑問に対し、どのような研究が行われ、何が明らかとなっているのか、明らかとなっていないことは何か、という観点で先行研究の文献検討を行い整理します。今回は「焦点を当てるがん検診の種類」、「大腸がん検診の検査項目」を特定し、「腎移植患者の大腸がん検診受診率」、「腎移植患者の大腸がん検診に関する要素」に着目し、整理しました。

2. 臨床の疑問（CQ）をより詳細に・具体的に深めましょう（箇条書きでも構いません）
1）その疑問の背景：すでにわかっていること（患者の特徴、関連要因、治療・ケアの方法など）

【焦点を当てるがん検診の種類】
　今回、がん検診の種類は、移植施設の医師の指示で定期的に実施するCT検査、エコー検査などは含めず、厚生労働省の「がん予防重点健康教育及びがん検診実施のための指針」で定められているがん検診（胃がん検診、子宮頸がん検診、肺がん検診、乳がん検診、大腸がん検診）に着目して検討することとする。
　文献データベースは医中誌Webを使用し、文献検索のためのキーワードは、
①臓器移植に関するキーワード

（臓器移植/TH or 臓器移植/TA or 腎臓移植/TH）

②胃がん、子宮頸がん、肺がん、乳がん、大腸がんに関するキーワード

（胃腫瘍/TH or（@胃腫瘍/TH and @腺癌-硬性/TH）or（@胃腫瘍/TH and @腫瘍浸潤リンパ球/TH）or 大腸腫瘍/TH or 乳房腫瘍/TH or 片側性乳房腫瘍/TH or 非浸潤性乳癌/TH or 子宮腫瘍/TH or 肺腫瘍/TH or 気管支原性癌/TH or 肺癌-非小細胞/TH）

を使用し、原著論文に限定して検索を行った。結果、213件中、腎移植後の発がん状況に関して記載された該当文献は6件だった。これに、ハンドサーチで3件を追加し、計9件で検討を行った。
※今回は文献を広く網羅して収集するため、腎臓移植だけではなく、臓器移植もキーワードとして検索を行った。
　腎移植患者の発がん状況については、単一の施設における調査[3,5-10]がほとんどを占め、同一県内の2施設で調査した文献が1件[11]、全国調査を行った文献が1件[12]と、調査の規模はさまざまだった。先行研究における調査期間は、10〜50年[3-12]と期間に差が大きく、平均観察期間の記載がある文献は3件で、7.25〜13.7年[5-7]、ほかは明記されていなかった。先行研究において、腎移植患者の発がんは、5.3％〜15.1％[3,5-12]に認められていた。
　悪性腫瘍の種類は、移植後リンパ増殖性疾患（PTLD）、悪性リンパ腫、胃がん、大腸がん、腎がん、膀胱がん、肝臓がん、肺がん、膵臓がん、皮膚がん、甲状腺がん、舌がん、喉頭がん、前立腺がん、乳がん、子宮頸がん、子宮体がん、卵巣がん、精巣腫瘍、急性骨髄性白血病、肝血管肉腫、脂肪肉腫、皮膚カポジ肉腫などさまざまな種類があり、発生頻度は文献によりさまざまであった。最も発生頻度の多い悪性腫瘍として、腎がん[6,9-10,12]、悪性リンパ腫[7-9]、胃がん[7-8]、PTLD[3]、皮膚がん[11]などが挙げられた。
　岩藤ら[5]の調査では、797例の腎移植患者の発がんを調査した結果、一般人口と比較した全部位のがんの標準化罹患率（SIR）は2.37±0.43という結果であった。また、SIR＞5.0の臓器は皮膚、腎臓、脳、子宮体部、卵巣、リンパ組織（PTLD）であり、実際の推定罹患率が高い臓器は、乳房、結腸、腎尿管、子宮体部、卵巣、肺、胃、皮膚、PTLDなどであると述べられている。
　悪性腫瘍の累積発生率は経年的に上昇する[3,7,9,11]ことが明らかとなっている一方で、腎移植後では40歳代から発がん頻度が高く、かつどの年齢層でも発がんし得る[5]ことが明らかとなっていた。また、発がんあり群の移植患者の生存率は、発がんなし群の生存率と比較し、有意に低下する[3,5,8-9,11]ことが明らかとなっていた。
　また、岩藤ら[5]の調査においては、腎移植後に発がんした102例のうち、72.5％がStage 2以下で診断されていたが、診断がとくに遅れたStage 4のうち、大腸がんは3例であり、うち1例は移植腎が生着し機能したままほかの要因で死亡するdeath with functioning graft（DWFG）に至っていた。大腸がんは初期には症状が出にくいことと、進行すると肝転

移などを起こし、治療に伴い患者のQOLを低下させたり、DWFGにつながりうるため、常に留意すべきがんであると述べている。そして、発症頻度の高さから見逃してはならないがんは、大腸がん、腎がん、乳がん、子宮がんなどであると報告していた。

　これらの文献検討の結果から、今回は、推定罹患率や頻度が高く、診断の遅れからDWFGに至る可能性がある大腸がん検診の受診行動に焦点を当て、研究を進めていくこととした。

> ここで対象検診を大腸がん検診に焦点化した

【大腸がん検診の検査項目】
　大腸がん検診の項目としては、年1回の下部消化管内視鏡を推奨[11]、3カ月に1回の便潜血検査と年1回の下部内視鏡検査が理想的[5]とするもの、便潜血検査と腫瘍マーカー測定、症例により大腸内視鏡を実施[7]、3〜6カ月ごとの便潜血検査および便潜血検査の結果が陽性の患者は、大腸内視鏡検査を実施[3]と、文献により推奨または実施している検査項目に違いが生じていたが、今回は年1回の大腸内視鏡検査と定義することとした。

> ここではレビューより大腸がん検診の内容を定義した

【腎移植患者の大腸がん検診受診率】
　文献データベースは医中誌Webを使用し、
①臓器移植または腎臓移植に関するキーワード

(臓器移植/TH or 臓器移植/TA or 腎臓移植/TH)

②がん検診に関するキーワード

(がん検診/AL or がんスクリーニング/AL or 大腸がん検診/AL)

を用い、原著論文に限定し検索を行った。結果、腎移植後の大腸がん検診の受診状況が記載されていた文献は5件中1件であった。

　小坂らの調査[4]では、腎移植患者の5大がん検診の受診状況を調査し、268名中、大腸がん検診を受診していたのは男性21名(15.0%)、女性11名(14.1%)であり、男女ともに全国的な受診率よりも有意に低い結果であった。また、がん検診受診と移植後経過期間、維持透析期間との関連はみられなかったと報告されていた。

> 168ページのCQ2「がん検診を受ける／受けないには、どのような要素(患者属性、治療状況、がん検診受診に関する患者の認識や知識)が関係しているのか？」より認識と知識をレビューした。

【腎移植患者の大腸がん検診に関係する要素】
　腎移植患者のがん検診に対する認識および知識を把握するために、医中誌Webを用いて、
①臓器移植または腎臓移植に関するキーワード

(臓器移植/TH or 臓器移植/TA or 腎臓移植/TH)

②がん検診に関するキーワード

(がん検診/AL or がんスクリーニング/AL or 大腸がん検診/AL)

③認識・知識に関するキーワード

(認知/TH or 認知/AL) or (知識/TH or 知識/AL) or (意識調査/TH or 意識調査/AL) or (認知/TH or 認識/AL)

を用いて文献検索を行ったが、該当する文献は0件であった。

【文献検討のまとめ】
　文献検討の結果から、腎移植後の発がん状況や発がんによる生存率への影響、がん検診の重要性について概観し、アウトカムとするがん検診を大腸がん検診とし、評価項目を年1回の大腸内視鏡検査に設定した。
　先行研究においては、腎移植患者の大腸がん検診の受診率は男性15.0%、女性14.1%であり、男女ともに全国的な受診率よりも有意に低い結果であることがわかった。

2) 理論的根拠：まだわかっていないこと
腎移植患者の大腸内視鏡検査によるがん検診受診の有無に関係する認識・知識

次に、項目 3 を整理します。項目 2 で整理した文献検討の内容を PICO/PECO/PEO にまとめます。ここでは、実態調査型のため PEO で整理します。

---

3. 上記の研究課題を研究の疑問（RQ）の問いの型に沿って整理してみましょう

1) 研究のアプローチを選択しましょう
①仮説生成型　　②実態調査型　　③仮説検証型（観察）　　④仮説検証型（介入）
　→PEO　　　　 →PEO 　　　　 →PECO　　　　　　　→PICO

2) PICO/PECO/PEO にまとめましょう
P（どんな人に/が）：腎移植患者

E（どんな要因があると、どう介入すると）：
・基本属性（年齢、性別、婚姻状況、最終学歴など）
・既往歴（大腸がんの既往歴）、生活歴（喫煙、飲酒歴など）
・治療状況（移植時年齢、移植後経過期間など）
・移植後のがん発生リスクと大腸がんに関する知識
・移植と大腸がんに対する認識

O（結果どうなるか）：
益：大腸がん検診の受診行動に影響がある

項目 4〜6 を整理します。研究の疑問（RQ）に適したデザインを検討し、それが実現可能であるか、研究課題として取り組む意義はあるか、倫理的な問題がないかを吟味します。そして、これまでの文献検討や項目 3 の内容から、キーワードを組み合わせて研究課題を設定します。

---

4. 研究の疑問（RQ）に合った研究デザインを選択しましょう。

①質的研究（質的記述的　・　グラウンデッドセオリー　・　エスノグラフィー　・　現象学　・　ほか）
②記述疫学（実態調査　・　症例報告　・　ほか）
③観察研究（前向きコホート　・　後ろ向きコホート　・　症例対照研究　・　横断研究　・　ほか）
④介入研究（ランダム化　・　非ランダム化　・　前後比較　・　クロスオーバー　・　ほか）

5. 研究疑問として有用で実現可能であるか吟味してみましょう（該当したら✓を付けましょう）。

☑ 自分の興味・関心のあるものであるか？
☑ 自分または部署で取り組める範囲のものであるか？
☑ 看護ケアを改善することで解決される疑問か？
☑ 成果は医療の質を向上させるものか？
☑ 研究としてのエネルギーを費やすだけの価値・新規性があるのか？
☑ 倫理的に問題のない内容であるか？

6. キーワードを組み合わせて、研究課題（仮）を記述しましょう（25〜30字程度）。

腎移植患者の大腸がん検診の受診行動に影響する要素

ここまで、CQ を RQ の問いの形にしていくプロセスについて、事例を用いて紹介してきました。ここからは概念枠組みの作成方法について、前述の事例をもとに紹介します。

2. 研究の概念枠組み

枠組みの作成方法は5章1で示した図1の方法を参考に行いました。ここでは図1の①概念の明確化、②枠組みの構築のプロセスに沿って説明します。

1 | 概念の明確化

概念の明確化では、①研究の焦点となる概念の明確化、②概念の定義を行います。これらの作業は、前述したCQをRQの問いの形にしていくプロセスにおいてすでに検討しています。

研究の焦点となる概念は、以下の3つの主要な概念になりました。また、概念とともに大腸がん検診の受診行動に関しては②概念の定義を行いました。

- 大腸がん検診の受診行動：年1回の大腸内視鏡検査
- 移植後のがん発生リスクと大腸がんに関する知識
- 移植と大腸がんに対する認識

2 | 枠組みの構築

枠組みの構築では、①解明部分と未解明部分の関係性、②明らかにしたい仮説の特定、③既存の理論の調査、④新たな枠組みの構築を行います。これらの作業のなかでも、①と②に関してはCQをRQの問いの形にしていくプロセスにおいてすでに検討しています。

❶既存の理論の調査

今回の研究では、腎移植患者の大腸がん検診の受診行動に影響する要素として「認識と行動」の関係を明らかにします。そのため、健康行動における理論的枠組みとして最も広く使われてきたモデルの1つであるヘルスビリーフモデル（保健信念モデル、健康信念モデル）[13]を参考とし、研究の概念枠組みを作成することとします。

Glanzらはヘルスビリーフモデルの要素として、「自分が病気にかかりやすく、病気になれば重大な結果を引き起こしかねないと考え、自分で実行でき

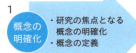

図1　概念枠組みの作成方法（再掲）

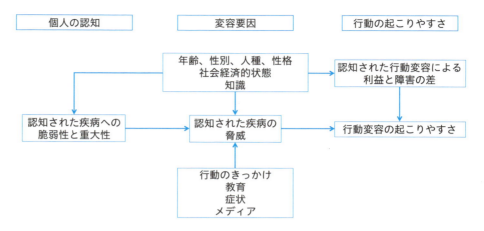

図9 ヘルスビリーフモデルの要素と関係
［出典］文献13）より改変引用

る一連の行動を取れば病気にかかりやすくなることも病気による重大な結果も軽減できる利益があると信じ、その行動によってもたらされる利益が行動をとることで被ると想定される障害あるいは損失を上回ると信じているとき、人々は病気を回避し、スクリーニングを受け、健康状態を管理しようとする行動をとるのである」と記述しています[13]。ヘルスビリーフモデルの要素と関係を図9に示します。

❷新たな枠組みの構築

今回はヘルスビリーフモデルの認識のうち、認知された疾病への脆弱性・重大性、認知された行動変容による利益・障害の4つを認識として使用します。

本研究では、腎移植患者の大腸がん検診の受診行動においても、患者の「移植と大腸がん検診に対する認識」が「大腸がん検診の受診行動」に関係し、患者の「基本属性と治療状況、知識」は、直接あるいは「移植と大腸がん検診に対する認識」を介して「大腸がん検診の受診行動」に関係すると仮説を立て、研究枠組みを作成します（図10）。ここでのプロセスは図1の枠組みの構築「明らかにしたい仮説の特定」に該当します。図10の青い囲みはヘルスビリーフモデルの要素の該当部分を示しました。白い囲みはヘルスビリーフモデルを参考に本研究で活用する構成概念です。

患者の「移植と大腸がん検診に対する認識」については、ヘルスビリーフモデルの認知された脆弱性、認知された重大性、認知された利益、認知された障害の概念を参考に、本研究で使用する用語を定義しました（図11）。このプロセスは図1の概念の明確化、研究の焦点となる概念の明確化に該当します。

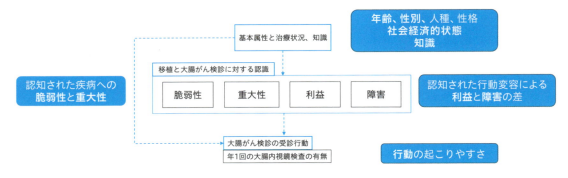

図10 本研究に活用するモデルの枠組み

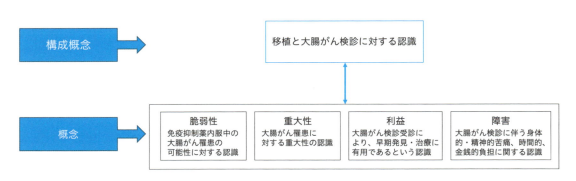

図11 「移植と大腸がん検診に対する認識」に関する概念

3. 認識を測定する尺度の検討

　　腎移植患者の大腸がん検診に対する認識を測定する尺度を検討するために、医中誌 Web を用いて、①臓器移植に関するキーワード（臓器移植/TH or 臓器移植/AL or 臓器移植/TA or 腎臓移植/TH）、②ヘルスビリーフモデルに関するキーワード（保健信念モデル/TH or 健康信念モデル/AL or ヘルスビリーフモデル/AL）を使用し検索を行った結果、検索件数は 0 件でした。また、①ヘルスビリーフモデルに関するキーワード（保健信念モデル/TH or 健康信念モデル/AL or ヘルスビリーフモデル/AL）、②尺度に関するキーワード（評価基準/TH or 視覚アナログ尺度/TH or 行動評価尺度/TH or 態度測定/TH）を使用し、検索を行いましたが、該当する文献はありませんでした。そのため、概念の測定できる操作的定義については、今後文献レビューを行っていく必要があります。

4. 調査項目の検討

　概念枠組みを完成させるために、調査項目を検討します。本研究において、ヘルスビリーフモデルの変容要因として関係すると考える概念を検討し、調査項目として設定します。前述の文献検討において、腎移植患者のがん発生に関係する因子として明らかとなっているもののうち、本研究の患者基礎情報として、組み入れる項目を決定します。

　先行研究において、免疫抑制薬の種類[5,11]、導入時リツキシマブの投与[5,11]、ステロイドパルスの有無[5]、腎移植時の年齢[11]、移植前透析期間[6]、調査時の年齢（50歳以下、51歳以上）[10]と悪性腫瘍発生との関係が明らかとなっているため、これらは基礎情報として調査項目に取り入れることとします。

　また、先行研究を参考に、原疾患、ドナーソース（生体腎移植/献腎移植）、移植後経過年数、血液型適合移植/不適合移植、移植腎拒絶反応の有無、そのほかの治療の有無と内容も調査項目とします。

　一般的ながんのリスクファクターである喫煙歴、飲酒歴、そしてヘルスブリーフモデルの枠組みから、社会経済的状態（最終学歴、就労状況、経済状態）、性別、移植後のがん発生リスクと大腸がんに関する知識の有無についても調査項目とすることとしました。

　文献検討により、本研究のアウトカムである大腸がん検診の受診行動に関係すると考えられた概念を図12に示します。図12では、それぞれは独立しているため、概念のまとまりを考え、同じような概念で分類します。図12

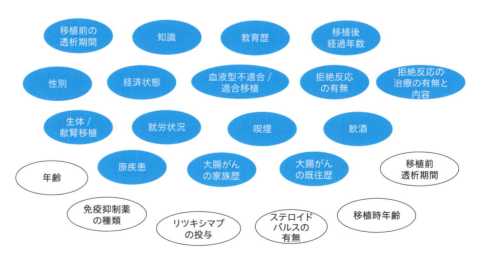

図12　文献検討により大腸がん検診の受診行動に関係すると考えられた概念

白い楕円は先行研究で有意な関係が明らかとなっていた概念。青い楕円は文献検討および研究者の臨床経験から関係が予測される概念。

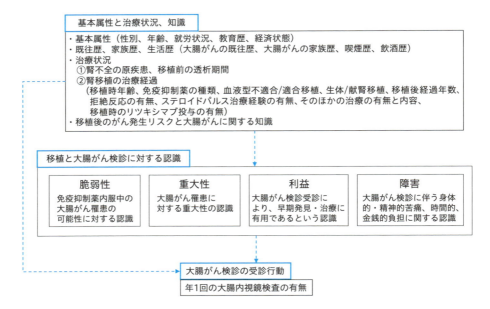

図 13 本研究の概念枠組み

の独立した概念は、「基本属性」「既往歴、家族歴、生活歴」「治療状況」「移植後のがん発生リスクと大腸がんに関する知識」として抽象度を上げ、「基本属性と治療状況、知識」として整理することができました。

文献検討の結果をもとに、ヘルスビリーフモデルを参考として作成した本研究の枠組みを図 13 に示します。

今回、ヘルスビリーフモデルの概念と大腸がん検診の受診行動では、先行研究によりいくつかが明らかとなっていますが、これらは腎移植患者において明らかとなったものではないため、この命題は未解明として破線を用いました。また、「基本属性と治療状況、知識」と「移植と大腸がん検診に対する認識」「大腸がん検診の受診行動」は明らかとなっているとは言えないため、破線を用いて作成しています。

以上が、概念枠組みの作成例です。

引用文献
1) 今井直彦編：腎臓内科医のための腎移植の診かた，中外医学社，2015, p1.
2) 日本移植学会：ファクトブック 2023.〈https://www.asas.or.jp/jst/pdf/factbook/factbook2023.pdf?20240828〉
3) Kato, T. Kakuta, Y. et al.：The benefits of cancer screening in kidney transplant recipients：a single-center experience, Cancer Med, 5(2)：153-158, 2016.
4) 小坂志保, 田中真琴他：腎移植後レシピエントの5大がん検診定期受診状況の実態．移植, 47(6)：470-475, 2012.
5) 岩藤和広, 中島一朗, 渕之上昌平, 腎移植後の悪性腫瘍 その現状と要因と対策．日本臨床腎移植学会雑誌, 2(1)：44-61, 2014.
6) 藤原拓造, 田中信一郎他：腎移植後悪性疾患発症の危険因子とその予後．日本臨床腎移植学会雑誌, 2(1)：91-95, 2014.
7) 野島道生, 樋口喜英他：兵庫医科大学における腎移植後悪性腫瘍の検討．腎移植・血管外科, 20(1)：4-9, 2008.
8) 澁谷祐一, 堀見孔星他：腎移植後悪性腫瘍例の検討．日本臨床腎移植学会雑誌, 11(1)：66-71, 2023.
9) 深津顕俊, 上平修他：当院における腎移植後悪性腫瘍症例の検討．腎移植・血管外科, 24(1)：53-57, 2012.
10) 齋藤允孝, 今西正昭他：腎移植後発生した悪性腫瘍症例．今日の移植, 24(3)：291-294, 2011.
11) 松田剛, 望月保志他：腎移植後に発生した悪性腫瘍の臨床的検討．泌尿紀要, 69(2)：33-39, 2023.
12) Miyazaki, T. Sato, S. et al. National survey of de novo malignancy after solid organ transplantation in Japan. Surg Today, 48(6)：618-624, 2018.
13) Granz, K. Rimer, BK. Lewis, FM 編, 曽根智史, 湯浅資之他訳．健康行動と健康教育 理論, 研究, 実践．医学書院, 2006, p.57.

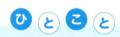

日々の気づきを大切に

　看護師2年目のときにはじめて生体腎移植を受ける患者を担当し、服薬ノンアドヒアランスの問題に取り組みながら、移植後の自己管理指導を行いました。ある日、先輩看護師から「透析経験がない患者は移植腎をだめにする」と言われましたが、私は移植後に行動変容があった事例を通じて、透析経験以外にも自己管理に関係する要素があるのではないかと考えました。そのため、博士前期課程で移植患者の服薬アドヒアランスに関する要因を研究しました。

　日々の臨床で常識とされていることにも疑問を持ち、視点を変えて考えることで、新たな研究へとつながります。日々の気づきを大切に、疑問を探求してみましょう。

（西川めぐみ）

索引

欧文

ARROW ……………………………………… 059
CINAHL ……………………………… 047, 053, 110
CINAHL Subject Headings …………………… 082
CiNii Research ……………………… 046, 065, 123
Cochrane Library ………………… 079, 117, 137
ERIC ………………………………………… 048
FINER（FINE）…………………………… 030, 156
Google ……………………………………… 054
Google Scholar …………………………… 042, 128
ILL ………………………………………… 057, 070
Index Medicus …………………………… 047, 060
J Dream Ⅲ ………………………………… 046
J-STAGE ………………………………… 057, 065
Medical Subject Headings（MeSH）…………
…………………………………… 060, 082, 103
Mendeley ………………………………… 119, 136
OPAC ……………………………………… 069
PCC ……………………………………… 076, 145
PICO/PECO ……………………… 033, 074, 155
PRISMA flow diagram ……………………… 152
PROSPERO ………………………………… 143
PS ………………………………………… 077
PsycINFO ………………………………… 048
PubMed ……………………… 047, 101, 131, 149
PubMed Central（PMC）………………… 053, 066
Rayyan …………………………………… 150
RefWorks ………………………………… 119, 131
Sociology Source Ultimate ……………… 048
WHO ……………………………………… 050
Wikipedia ………………………………… 055

あ行

アクションリサーチ ……………………… 021
医学中央雑誌（冊子体）…………………… 052
医学用語シソーラス ……………………… 082
一次資料 …………………………………… 040
医中誌 Web ………………… 045, 081, 092, 131, 149
医中誌 Web DDS ………………………… 059
医薬品医療機器総合機構（PMDA）……… 049
引用文献 …………………………………… 063
エスノグラフィー ………………………… 021

エビデンスに基づく医療（EBM）………… 007
エビデンスに基づく実践（EBP）………… 006
横断研究 …………………………………… 025
オープンアクセス ………………………… 065
オープンラベル試験 ……………………… 028

か行

改ざん ……………………………………… 010
介入研究 …………………………………… 026, 155
概念 ………………………………………… 003, 159
概念枠組み ………………………………… 004, 158
仮説 ………………………………………… 158
仮説検証型 ……………………… 020, 033, 164
仮説探索型 ………………………………… 019
学術機関リポジトリ ……………………… 039, 062
学術雑誌 ………………… 038, 040, 061, 065
学術誌・学会誌 …………………………… 040
学術情報 …………………………………… 039, 042
看護関係雑誌文献目録 …………………… 051
看護研究 …………………………………… 002, 006
看護の現象 ………………………………… 002, 158
看護文献抄録集 …………………………… 052
観察研究 ………………………… 023, 033, 155
キーワード ………………………………… 071
記述疫学 …………………………………… 022
近接演算子 ………………………………… 079, 121
グラウンデッドセオリー ………………… 021
クリエイティブ・コモンズ ……………… 063
クリティーク ……………………………… 007, 164
クリニカルクエスチョン …………………
…………………… 014, 019, 030, 071, 109, 142, 168
系統的探索 ………………………………… 042
研究デザイン ……………………… 019, 096, 106
検索エンジン ……………………………… 054
検索式 ………………… 078, 080, 090, 098, 127, 149
現象学 ……………………………………… 021
厚生労働科学研究成果データベース ……… 049
厚生労働省 ………………………………… 049
国際医学情報センター …………………… 060
国立がん研究センター …………………… 049
国立感染症研究所 ………………………… 050
国立国会図書館サーチ …………………… 049, 058

国立情報学研究所	039, 048
コホート研究	023
混合研究	005, 021

さ行

最新看護索引 Web	045, 082
最新看護索引	052
査読	038, 061
サブストラクション	164
参考文献	063
システマティックレビュー	028, 143
シソーラス	060
シソーラス用語	081, 103
実態調査型	020, 033
質的記述的研究	021
質的研究	004, 020, 077
絞り込み	096, 105, 112
社会老年学文献データベース	050
商業誌	040
情報探索	042
情報リテラシー	054
症例対照研究	024
食品成分データベース	050
書誌情報	042, 150
心理尺度（項目）データベース	050
スコーピングレビュー	076, 144, 145
生態学研究	025
生態学的誤謬	025
前後比較	026
粗悪学術誌（ハゲタカジャーナル）	062
ソーシャルネットワーキングサービス	039, 081
総説誌	040

た行

治験	026
調査者バイアス	028
著作権	010, 063
電子ジャーナル	057
盗用	010
図書館	042, 059, 062, 069

な行

ナラティブレビュー	143
二次資料	040
二重投稿	010, 062
二重盲検試験	028
日本看護関係文献集	051
日本看護協会	049, 052
日本看護協会図書館	045, 049, 051, 052
捏造	009

は行

曝露	023, 033, 075
発見的探索	042
非ランダム化試験	028
俯瞰図	016
不適切なオーサーシップ	011
プラセボ効果	027
文献検索	042
文献探索	042
文献データベース	045, 054, 071, 081
分析疫学	022
ヘルスビリーフモデル	172

ま行

マッピング	102
命題	161
メタアナリシス	029, 149
メディカルオンライン	057

や・ら・わ行

ランダム化比較試験	028
利益相反	011
リサーチクエスチョン	014, 109, 142, 168
量的研究	004, 021
理論	162
倫理	008, 032
レビュークエスチョン	145
レビュープロトコル	143
論理演算子	077

看護研究における文献の調べ方・活かし方

2025年4月1日　第1版第1刷発行　　　　　＜検印省略＞

編　著　貝谷敏子・平 紀子

発　行　株式会社 日本看護協会出版会
　　　　〒150-0001　東京都渋谷区神宮前 5-8-2　日本看護協会ビル 4 階
　　　　＜注文・問合せ / 書店窓口＞ TEL/0436-23-3271　FAX/0436-23-3272
　　　　＜編集＞ TEL/03-5319-7171
　　　　https://www.jnapc.co.jp

デザイン　齋藤久美子
イラスト　志賀 均
印　刷　三報社印刷株式会社

本著作物（デジタルデータ等含む）の複写・複製・転載・翻訳・データベースへの取り込み、および送信（送信可能化権を含む）・上映・譲渡に関する許諾権は、株式会社日本看護協会出版会が保有しています。

本著作物に掲載の URL や QR コードなどのリンク先は、予告なしに変更・削除される場合があります。

|JCOPY|〈出版者著作権管理機構 委託出版物〉
本著作物の無断複製は著作権法上での例外を除き禁じられています。複製される場合は、その都度事前に一般社団法人出版者著作権管理機構（電話 03-5244-5088、FAX 03-5244-5089、e-mail : info@jcopy.or.jp）の許諾を得てください。

© 2025 Printed in Japan　　　　　　　　　　　　　　ISBN 978-4-8180-2910-1

●日本看護協会出版会
メールインフォメーション会員募集
新刊、オンライン研修などの最新情報や、好評書籍のプレゼント情報をいち早くメールでお届けします。

ご登録は1分で完了

読者対象：看護学生・看護研究初学者

「尺度」を正しく活用するためのキホンとコツを徹底解説！

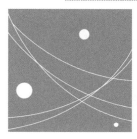
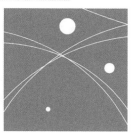
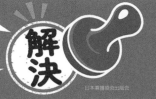

尺度とは何か、既存の尺度からどのように自分の研究に合ったものを選べばよいのか、調査結果をどのように分析したらよいのかなどをまとめた好評書籍の改訂版

- Web調査の方法や本書の活用事例を追加
- 尺度を活用した研究に必要な統計についてより読みやすく整理

「尺度」を使った看護研究のキホンとコツ 第2版

川本利恵子 総監修・執筆
鳩野洋子・長聡子・前野有佳里 執筆

- 定価 **2,640**円（本体2,400円＋税10％）
- **B5** 判／**144** 頁
- ISBN 978-4-8180-2754-1

●主な内容

序章 看護研究における尺度活用の意義

CHAPTER 1 尺度を選ぶ―研究の目的に合った尺度をどう選ぶか
尺度とは／尺度の種類／何を明らかにしたいのか明確にしよう／尺度を探してみよう／尺度開発の過程が記載された文献を読もう／尺度の特徴を確認しよう／尺度の信頼性・妥当性を確認しよう／尺度の活用例を確認しよう

CHAPTER 2 尺度を活用した研究をはじめる
守らなければならないルール／尺度開発者へ使用許諾をとろう／尺度を使用した調査をはじめる

CHAPTER 3 尺度を使って研究をまとめる
尺度を研究に活用するために／質問紙が戻ってきたら／尺度を活用した研究に必要な統計の基礎／尺度に関する研究を理解したい・尺度を開発する研究を行いたい人へ

CHAPTER 4 尺度を活用した看護研究の実際
「一般病棟におけるがん患者の家族ケア実践評価スケール」の活用事例／「警察官通報対応における保健師のケア実践行動指標」の活用事例

CHAPTER 5 看護研究初心者による本書の活用事例
本書を活用し取り組んだ研究内容／本書活用のポイント

終章 尺度活用によるふた味違うコツ

日本看護協会出版会

ご注文に関するお問い合わせはコールセンターまで▶▶▶
Tel. 0436-23-3271　Fax. 0436-23-3272
ホームページ▶▶▶ https://www.jnapc.co.jp

日本看護協会出版会 営業部
X（旧 Twitter）

研究手法別のチェックシートで学ぶ
よくわかる看護研究論文のクリティーク 第2版

Critique

牧本清子・山川みやえ 編著

看護研究論文を読むあらゆるシーンに活かせるクリティーク・ワークブック

研究論文に書かれていることを正しく読み解き、評価するための知識と方法を詳細に解説。研究手法ごとのクリティーク・ポイントをチェックシートにまとめ、例題論文で実際に活用した内容を掲載しています。チェックシートは最新の国際研究の指標を反映し、質的研究や尺度開発などを追加・刷新。ベーシックな研究スキルを身につけるうえで欠かせない 1 冊です。

主な内容

- 第2版の発刊に寄せて/初版の序/執筆者一覧
- 第Ⅰ章 研究にも実践にも必要な論文クリティーク
- 第Ⅱ章 論文クリティークの知識
  - 研究疑問の明確化と情報収集の方法
  - 研究方法とエビデンスレベルの理解
  - 教育背景別に要求されるクリティークのレベル
- 第Ⅲ章 論文クリティークの方法
  - 魅力的な研究テーマと研究枠組み
  - 研究方法のクリティーク
  - わかりやすい研究結果の見せ方
- 第Ⅳ章 論文クリティークの実践
  - 感染管理認定看護師と行う文献クリティーク
  - データの信頼性・妥当性の検証方法
  - クリティーク・チェックシートの活用
- 〈クリティーク・チェックシート〉
  - ケーススタディ/観察研究（分析研究）/介入研究/質的研究（記述・質的研究全般）/質的研究（グラウンデッド・セオリー）/質的研究（現象学）/尺度開発研究/レビュー
- 第Ⅴ章 例題論文を用いたクリティークの実際
  - 事例研究/郵送調査/尺度を用いた測定/追跡調査/介入研究/質的研究（記述・質的研究全般）/尺度開発/システマティックレビュー

A5判／**352**頁／定価 **3,520** 円（本体 **3,200** 円+税10%）
ISBN 978-4-8180-2271-3

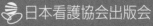

Tel. 0436-23-3271　Fax 0436-23-3272
ホームページ▶▶▶ https://www.jnapc.co.jp

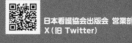